〈専門医が薦める健康法シリーズ〉

腸を活性化させる食べ方と生活

監修 医師・医学博士
高橋健太郎

JN247341

辰巳出版

はじめに

医師・医学博士　高橋健太郎

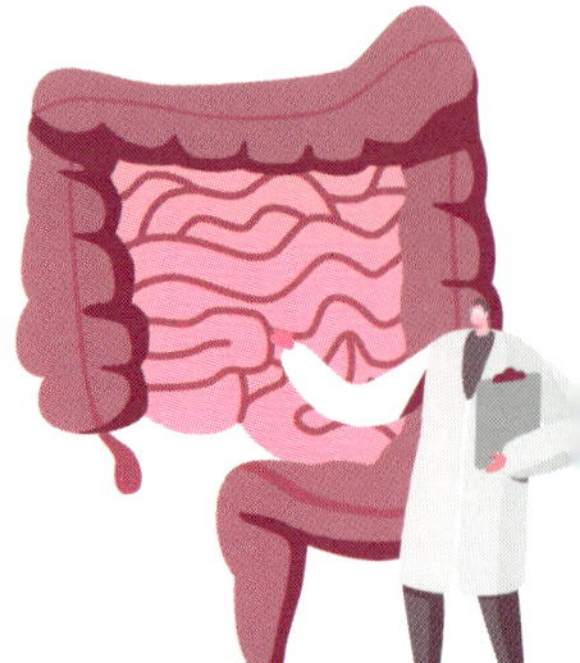

「毎日の生活習慣の中で一番大切にしているものはなんですか？」と聞かれたときに、皆さんは何を思い浮かべますか？　運動、睡眠などいろいろな答えが出てくると思いますが、「食事」と答える方は多いのではないでしょうか。おいしい食事をとることは、人々を幸せにし、満たされた気持ちにさせてくれます。また、食事に含まれる栄養素である炭水化物や脂質は体のエネルギー源として、タンパク質は全身の細胞を構成する要素として、人間の活動には必要不可欠です。一方で、食事の内容もさることながら、食事を消化して吸収する消化器官の役割も非常に重要です。口から体の中に入った食べものは、食道、胃、十二指腸を通る過程で消化され、腸で栄養素や水分が吸収されて、大便となり肛門から出てきます。このように、長く、いくつかの臓器に分かれている消化器官ですが、その中でも、ここで取り上げる「腸」は近年研究が進んでおり、もっとも注目を集めている臓器の1つです。

注目される理由の1つ目は、腸に存在する神経回路です。腸には脳に次ぐ多くの神経細胞が存在しており、「第二の脳」とも呼ばれています。腸は脳からの直接の指令がなくても、独立して機能を調節することができます。また、ストレスを受けたときは、脳が自律神経を介して腸に影響を与え、お腹の不調を起こします。興味深いことに、自律神経のバランスをとり脳に幸せをもたらす「幸せホルモン」として知られるセロトニンの産生に腸が大きく関わっており、腸が脳へ与える影響もわかってきました。このように脳と腸が双方向につながって、心とお腹をコントロールしている「脳腸連関」という考え方が提唱されています。２つ目は、免疫組織としての腸の働きです。腸は全身の６割以上の免疫細胞が存在する大きな免疫器官です。腸管の内側は体の中にありますが、口を介して「体の外」とつながっています。そのため、外界の細菌やウイルスなどの病原体にさらされており、免疫細胞や腸管粘膜の細胞が抗体や抗菌物質を放出して病原体に対抗しています。腸の免疫機能が低下すると病原体に対する抵抗力が弱まったり、逆に免疫機能が亢進すると潰瘍性大腸炎などの炎症性腸疾患を引き起こしたりすることが知られています。最後は、腸内細菌です。大腸には１００兆個にも及ぶ無数の腸内細菌が存在しており、腸内フローラを形成しています。腸内細菌は免疫細胞と協力して免疫機能の一翼を担うと同時に、食物を分解してさまざまな物質を産生し、臓器の機能を調節することが最近の研究で解明されています。腸内フローラは善玉菌や悪玉菌、日和見菌により構成され一定のバランスを保っていますが、偏った食事内容や不規則な生活習慣によりバランスがくずれるとさまざまな病気の発症に関わることがわかってきています。

本書では、今挙げた３つの点を中心に、腸の機能を最近の知見に基づいて解説し、普段の生活でどのように腸の健康を保つかを、食事のレシピなどを交えて具体的に説明していきます。日常生活でもっとも身近なものの１つである「食事」や「排便」について、腸を詳しく知ったうえで見直すことで、皆さんの健康的な生活や食事の一助となりますことを願ってやみません。

腸を活性化させる食べ方と生活　目次

part 1 腸の基礎知識

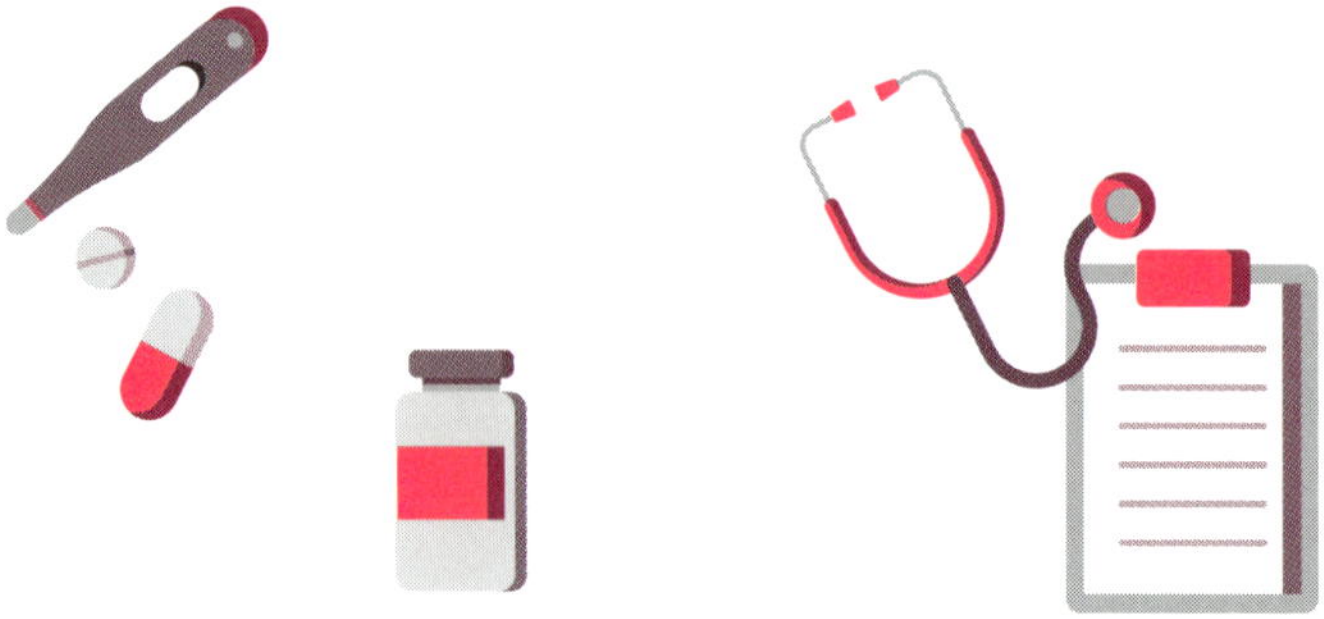

part 2 腸と体の関係

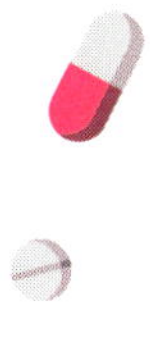

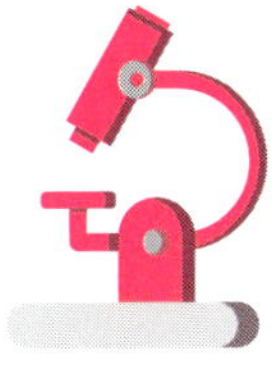

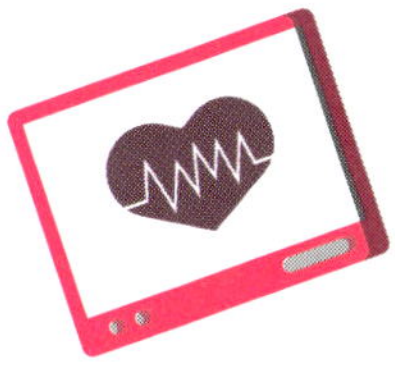

part 3 腸の不調を改善させる生活習慣 食事

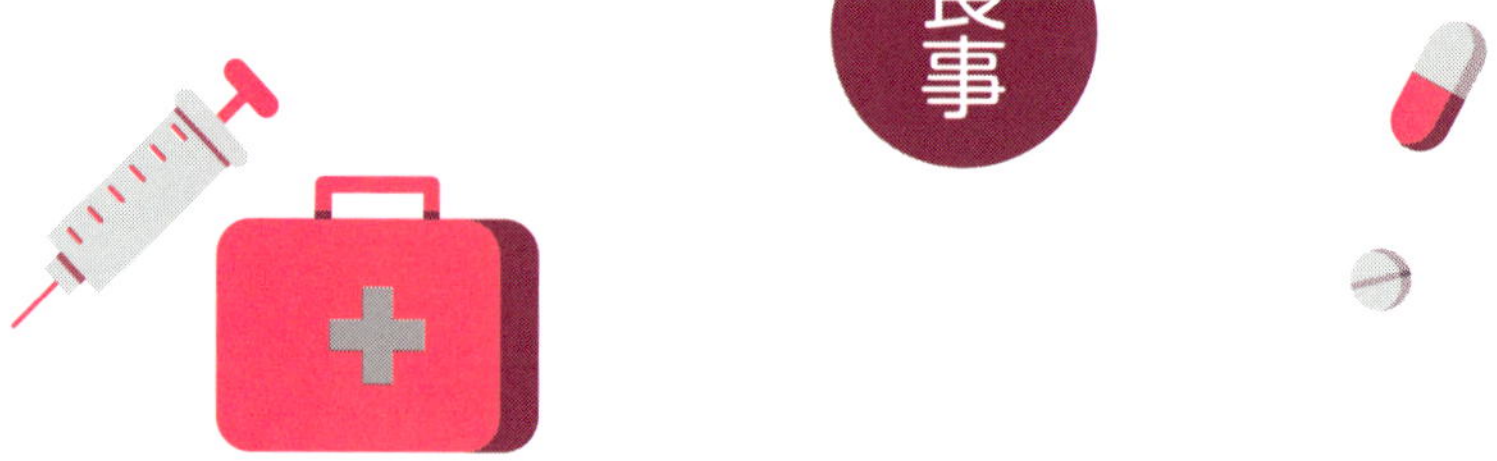

part 4

腸の不調を改善させる生活習慣

運動

part 5

腸内環境をよくするおすすめ食材

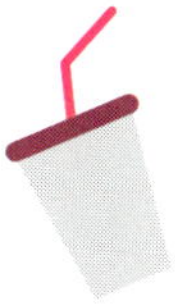

part 6

腸の不調改善レシピ

part 1

腸の基礎知識

前向きな人生は、腸を知ることからはじまる！

健康のため、食事に気をつけているという方がますます増えています。では、どんな食べものが、あなたの体が必要としている食べものなのでしょう？

その答えは、あなた自身の腸が知っています。

腸は、ただ単に食べたものを消化・吸収し、便をつくるだけの臓器ではありません。

たとえば、腸は全身の免疫細胞の約6割が集結している人体最大の免疫器官であり、病原菌やウイルスから体を守ってくれています。

また、腸には脳に次いで多くの神経細胞が存在しているスーパーコンピューターのような存在で、腸管の運動や血流などを脳の指令を受けずに独自に調節する力を持っていることから、「第二の脳」とも呼ばれています。

さらに、腸は脳との双方向ネットワークを持っていて、互いに活発に情報交換をしながら自律神経やホルモンに影響を及ぼし、全身のあらゆ

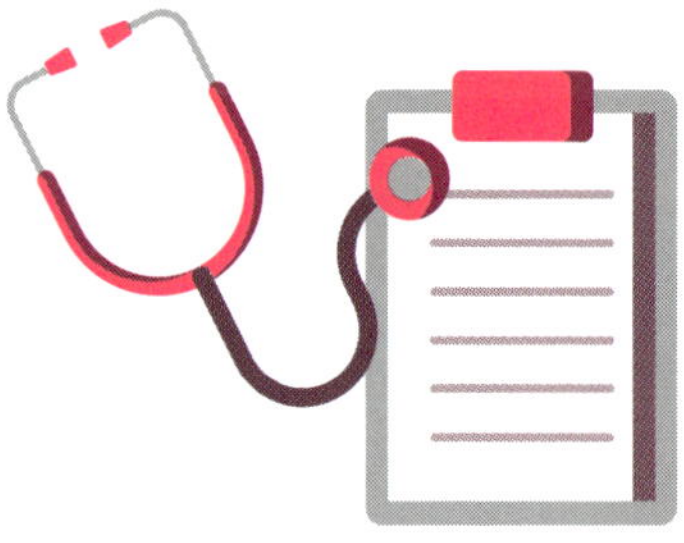

る臓器が健康を維持し、バランスよく働けるように1日24時間休むことなく働いています。

そしてもう1つ。現代人にとってストレスマネージメントも健康に生きるための重要なポイントですが、前向きに生きるために欠かせない「幸せホルモン」と呼ばれるセロトニンという物質も、実は腸でつくられています。

このように、腸は多彩な能力を持っていますが、実はとてもデリケートでストレスにとても弱いという側面も持っています。

そのため、食生活の乱れはもちろん、精神的ストレスが重なったり、不規則な生活や睡眠不足など、体力の限界を超える生活を送っていると、腸の働きも弱ってしまいます。

お腹が痛くなったり、下痢や便秘になったりするだけではありません。腸が健康でイキイキと働いていてくれないと、心身の健康状態にも影響し、全身のさまざまな不調や病気につながってしまいかねないのです。逆にいえば、腸が元気で働けるような生活をしていれば、自然と心身の健康につながっていくということ！

ストレスが多い、疲れやすい、なかなか疲れが抜けない、肌の調子が悪い、体重コントロールがうまくいかないなどといった悩みを抱えている人、健康診断の数値が気になる人、そして、病気を予防していつまでも若々しく健康でいたいという人も、まず、腸についてよく知ることからはじめましょう。

腸のコンディションは毎日変化しています。腸の声を聞き、腸の調子と相談しながら食事や運動などの生活習慣を見直してみることが、不調や病気に負けず、前向きに生きていくコツなのです。

腸内は「体の内なる外」!?

なぜ、腸は驚くべきさまざまな能力を持っているのでしょう?

ここでちょっと生命の進化の歴史をさかのぼってみましょう。生命が地球上に誕生したのは、約40億年も前のことです。まず、海の中でたった1つの細胞でできた単細胞生物が誕生し、やがて複数の細胞を持つ多細胞生物が誕生しました。

この多細胞生物が、生き延びるため、進化の過程で最初に持った器官こそ、腸なのです。

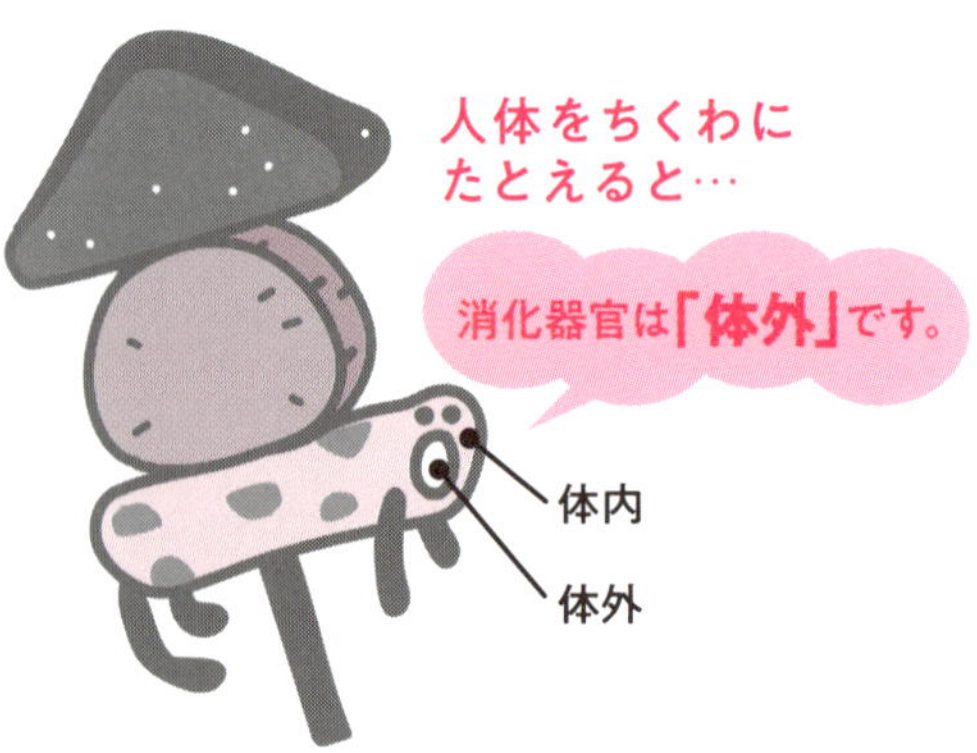
人体をちくわにたとえると…
消化器官は「体外」です。
体内
体外

たとえば、現存するもっとも原始的な生物といわれるヒドラという多細胞生物をご存じですか？

田んぼや沼などにすんでいる、体長1センチくらいのヒドラには、脳も心臓もありません。口も、食道も、肛門もなく、あるのは筒状の腸だけ。全身がまるごと腸でできているような生物で、先端の穴のまわりに数本の食指がついていて、そこから器用にミジンコなどを食べて生きています。生きていくうえでもっとも大切な器官は腸だということがわかりますね。

腸が「第二の脳」と呼ばれるほどすごい能力を持っているのも、脳がないヒドラのような多細胞生物が、腸でさまざまな判断をして生きていたから。

その後、さらに進化していく過程で肝臓やすい臓、胃や肺、心臓などの器官ができていきますが、これらはすべて腸が進化・分化してできた器官です。

腸が他のさまざまな器官と影響しあい、連携して働く能力を持っているのも、こうした進化の過程を見ればうなづけますね。

さて、突然ですが、1本のちくわを想像してみてください。ちくわは、内側も外側も外界の空気にさらされていますね。実は、私たちの体もこれと同じです。

口から肛門までは1本の管でつながっていて、その内側は常に外界の空気や病原体、ウイルスなどにさらされています。つまり、腸管の中は「体の中」のようでいて、「体の外」なのです。

腸に体の免疫細胞の6割が集結しているのも、腸管が「体の内なる外」だから。食べものと一緒に入ってくる有害物質や病原体、ウイルスなどから体を守るため、というわけです。

小腸と大腸の役割を知っておこう

腸は、小腸と大腸に大きく分けられ、その働きは異なります。

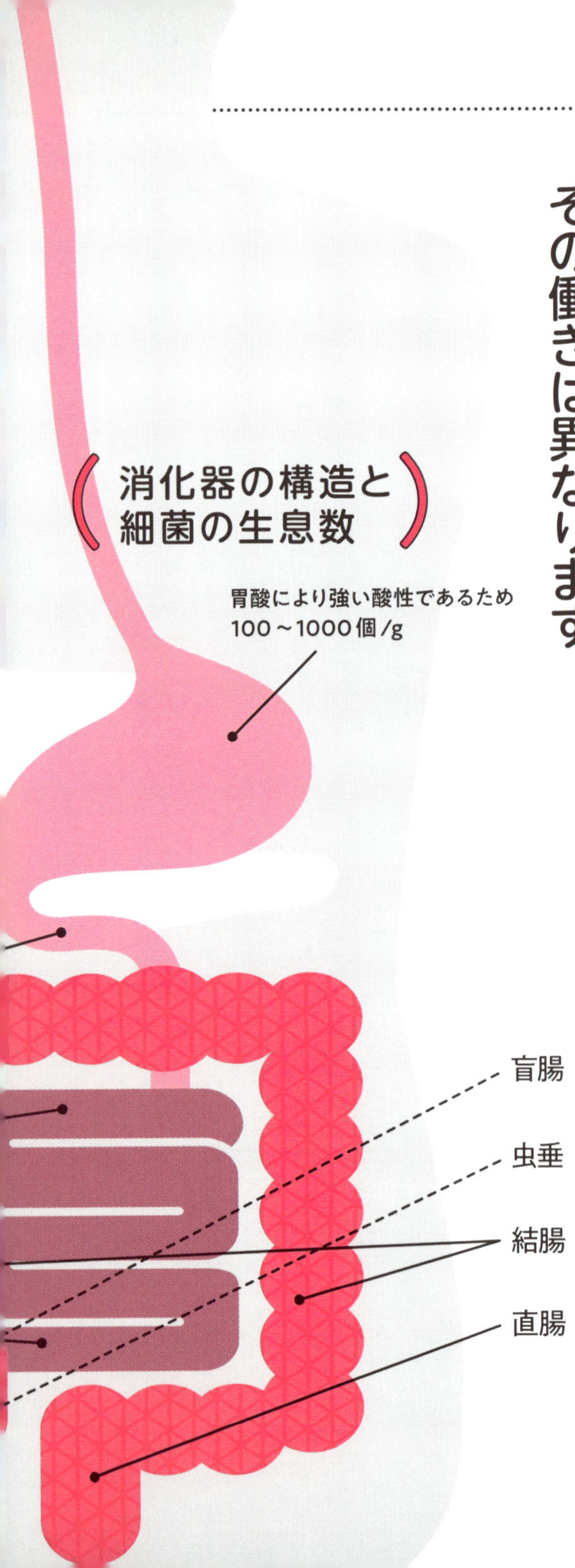

簡単にいえば、**小腸は「消化と吸収を行う器官」**で、**大腸は「水分を吸収し便をつくる器官」**です。口から摂った食べものは胃で消化されて粥状になり、小腸に送りこまれて胆汁・すい液などの腸液によってさらに消化され、栄養分が吸収されます。このとき残った食べもののカスが大腸に運ばれ、水分が吸収されて便がつくられるというわけです。

小腸の全長は約6~8メートルで、大腸は約1・5メートル。小腸の内壁は数百万もの絨毛と呼ばれる突起物で覆われているため、小腸の内部の表面積はテニスコート一面分に相当するといわれています。

小腸のほうがずっと長く表面積も大きいのは、消化・吸収という仕事が大変な作業だからともいえるでしょう。腸は、すい臓などから分泌されるすい液などの消化液も合わせ、1日あたり約9リットルも吸収していますが、その大半の約7リットルを吸収しているのは小腸。また、「第二の脳」として働いているのも、実は小腸が中心です。

小腸はその長くいりくんだ特殊な形状や胃と大腸にはさまれた位置関係ゆえに、長い間研究が進んでいませんでした。しかし、内視鏡などによる検査が可能となり、その機能や病態が解明されつつあります。小腸の働きにもぜひ注目していきましょう。

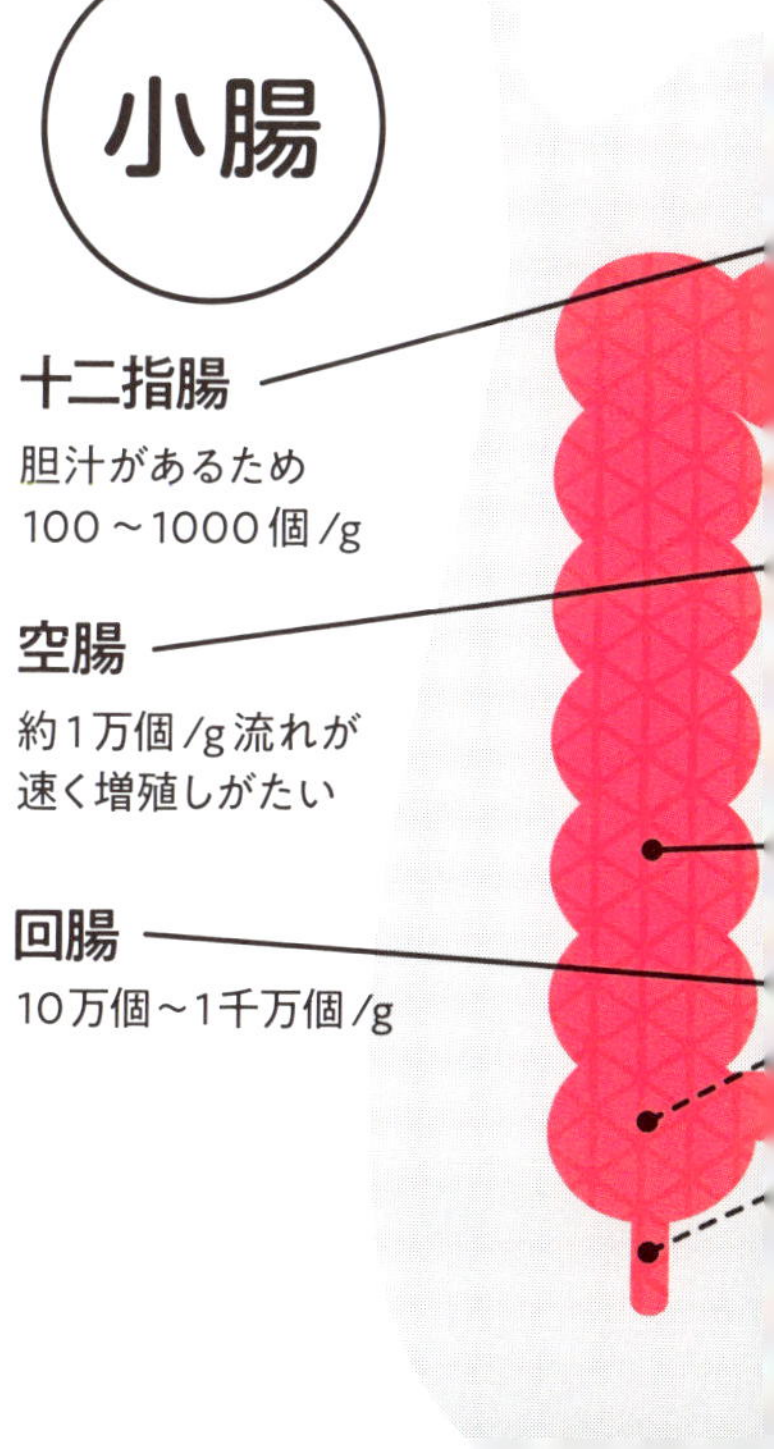

腸は人体最大の免疫器官

私たちのまわりには、目には見えない細菌やウイルスがたくさんいて、目、鼻、口、性器などの粘膜から侵入しようとします。それでもなんとか健康を保っていられるのは、私たちの体に免疫システムが備わっているからです。

免疫システムの基本は、「自分自身＝自己」と「異物＝非自己」を見分け、「非自己」と判断すると即座に攻撃を開始して体外へ排除しようとするということです。

かぜやインフルエンザで熱や咳が出たり、嘔吐や下痢といった症状が起こるのは、体の免疫

腸には免疫細胞の6割以上が集まっている

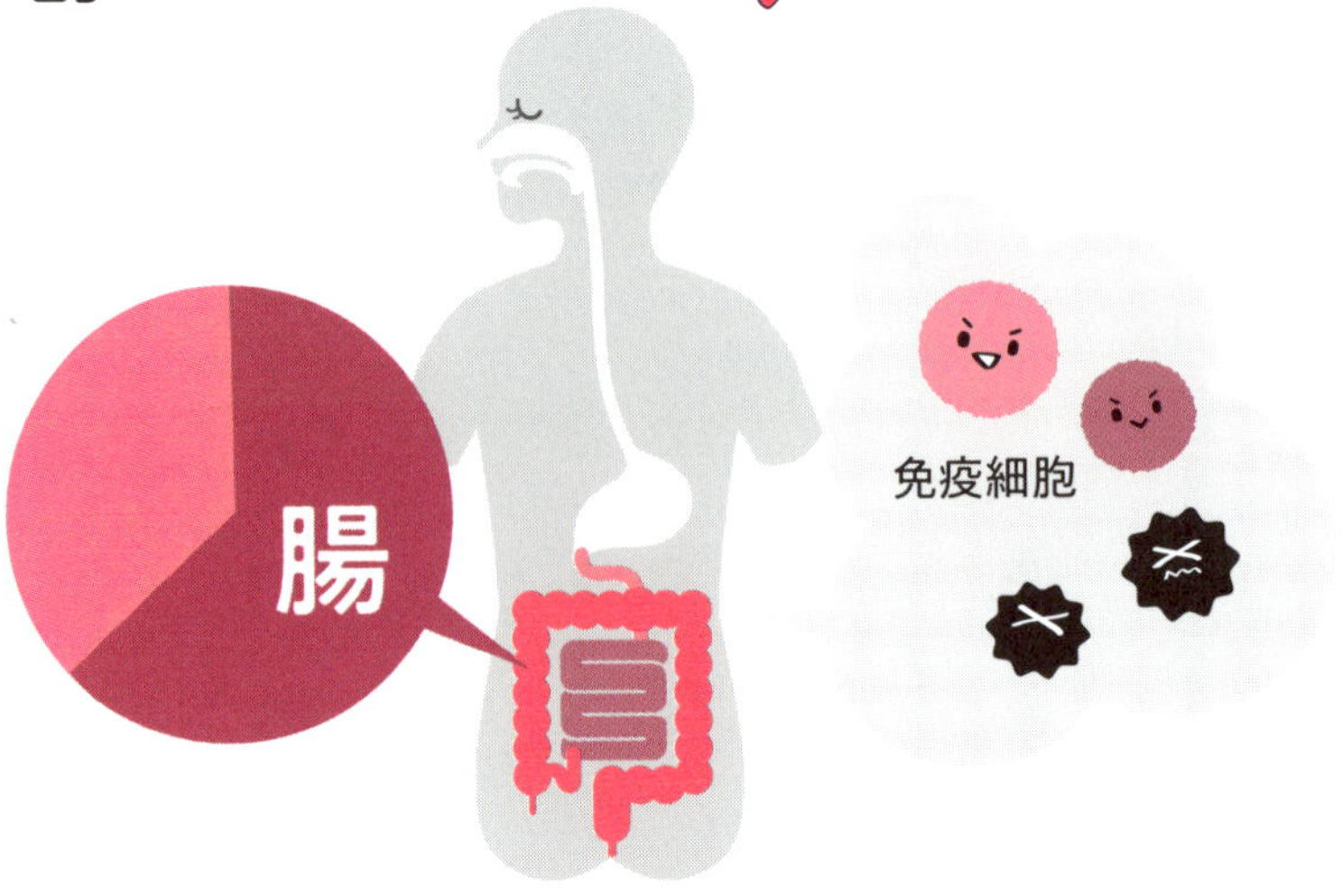

システムが働き、免疫細胞が始動して病原菌やウイルスと戦っている証です。

免疫細胞は骨髄の中の造血幹細胞から生まれ、血液と一緒に全身に送られて体内の各所でスタンバイしていますが、腸にはその6割以上が集結しています。そして、口から腸管に病原体などの異物が侵入すると、腸管内壁の内部にいる免疫細胞が「非自己」だと判断し、他の免疫細胞や腸管内壁の細胞に「攻撃しろ！」という指令を出します。すると、免疫細胞が抗体を産生したり、腸管内壁の細胞が抗菌作用のある物質を分泌して、病原菌を撃退するというわけです。このシステムを、「腸管免疫」と呼びます。

ただし、同じ異物でも、食べものや栄養成分は攻撃されません。腸管免疫には有害なものとそうでないものを見分ける独自のシステムが備わっていて、食べものや栄養成分だけは「異物

エリート免疫細胞を育てる訓練所「パイエル板」

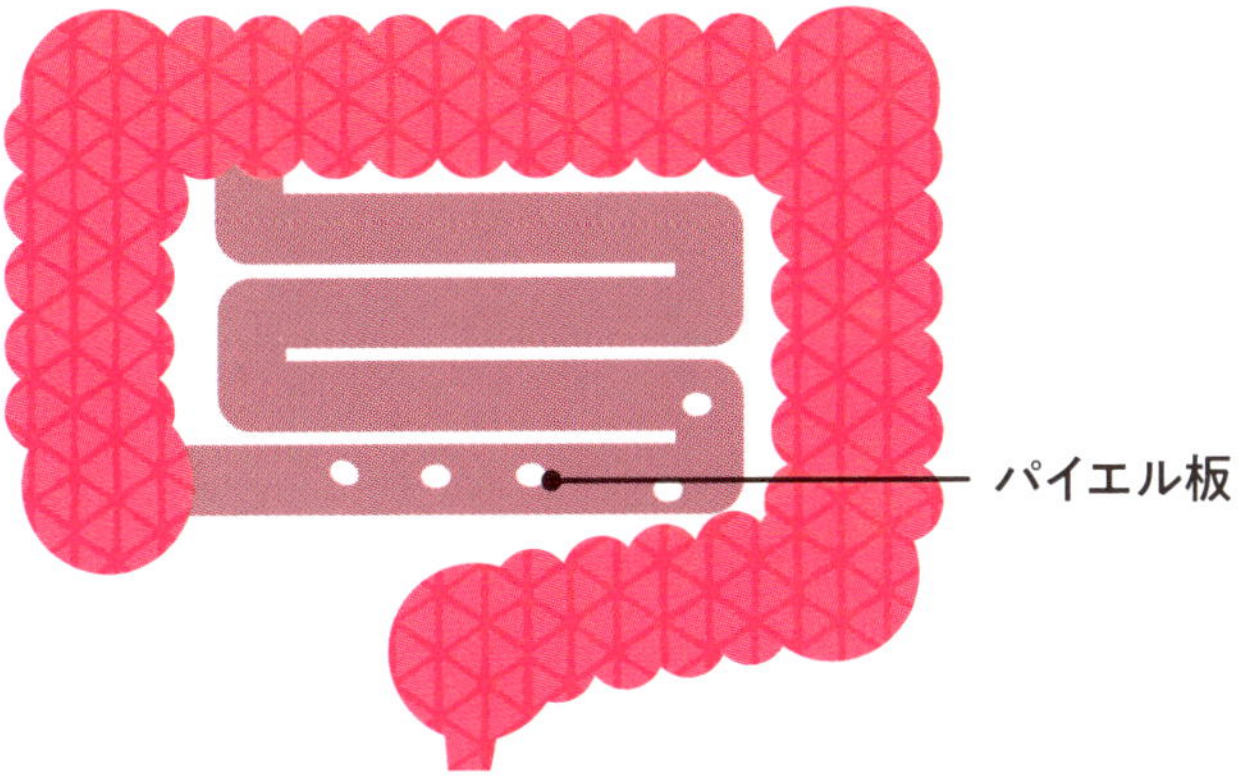

＝非自己」であっても、「体に必要なものだから、まあいいんじゃない？」と受け入れてしまうからです。これは、お口の「口腔免疫」や腸の「腸管免疫」にだけ備わっている特殊なシステムで、「経口免疫寛容」といいます。

また、最近の研究で、腸には次々と生まれてくる新人の免疫細胞たちを教育し、戦闘能力を高めるための「訓練所」まで備わっていることがわかってきました。この「訓練所」の役割を担っているのが、小腸内壁にある「パイエル板」という平らなリンパ組織です。

パイエル板の表面には、腸内にただよっている「異物」を取り入れるための入り口があり、パイエル板の内側に集まっているたくさんの免疫細胞たちにわざと触れさせて、敵の特徴を学習させます。

それだけではありません。ここで訓練された免疫細胞は、血液と一緒に全身をめぐり、全身の各所で病原菌やウイルスを攻撃するエリート免疫細胞となります。「腸が健康なら、かぜやインフルエンザなどにかかりにくい」といわれるのは、腸が全身に優秀な免疫細胞を送り出す訓練所の役割を果たしていたから、というわけです。

万一、これまで経験したことがない毒性の強い病原菌やウイルス、有害物質が入ってきた場合は、小腸がその危険性を察知し、神経ネットワークを通じて脳に信号を送ることもあります。

その結果、脳から腸壁に「大量の水分を放出せよ」という指令が出ると「下痢」が起こり、脳の嘔吐中枢が刺激されて胃の底の筋肉がキューッと締め上げられると「嘔吐」が起こります。免疫細胞を訓練し、脳に指令を出して下痢や嘔吐まで起こす腸は、まさに「免疫の総本部」ともいえる存在なのです。

腸神経のネットワーク

腸と脳は膨大な神経系を持つ〈腸神経系〉を介して密接につながっていると考えられています。

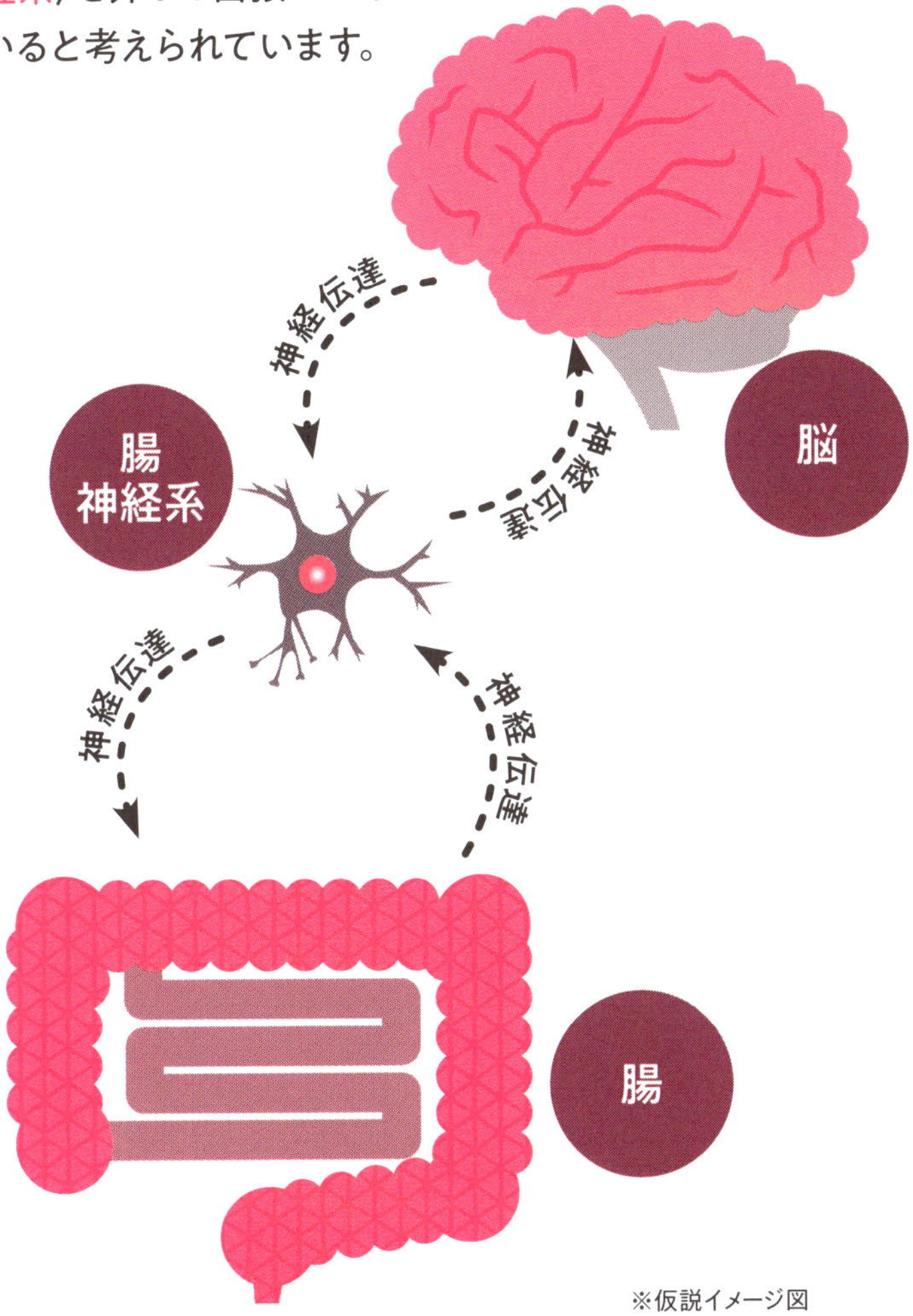

※仮説イメージ図

腸壁には100兆個もの腸内細菌がすんでいる

私たち人類が地球上に出現したのは約500万年前。その頃、地球にはすでに無数の細菌やウイルス、バクテリアなどがすんでいて、中には襲いかかってくる恐ろしい病原菌もいましたから、人類にとって決して暮らしやすい環境とはいえませんでした。

そこで人類は、仲よくやっていけそうな微生物たちに自分の体にすんでもらい、共生して生きていくことにしました。微生物に棲家を提供する代わりに、怖い病原菌から守ってもらうことにしたのです。

人体にすんでいる常在菌

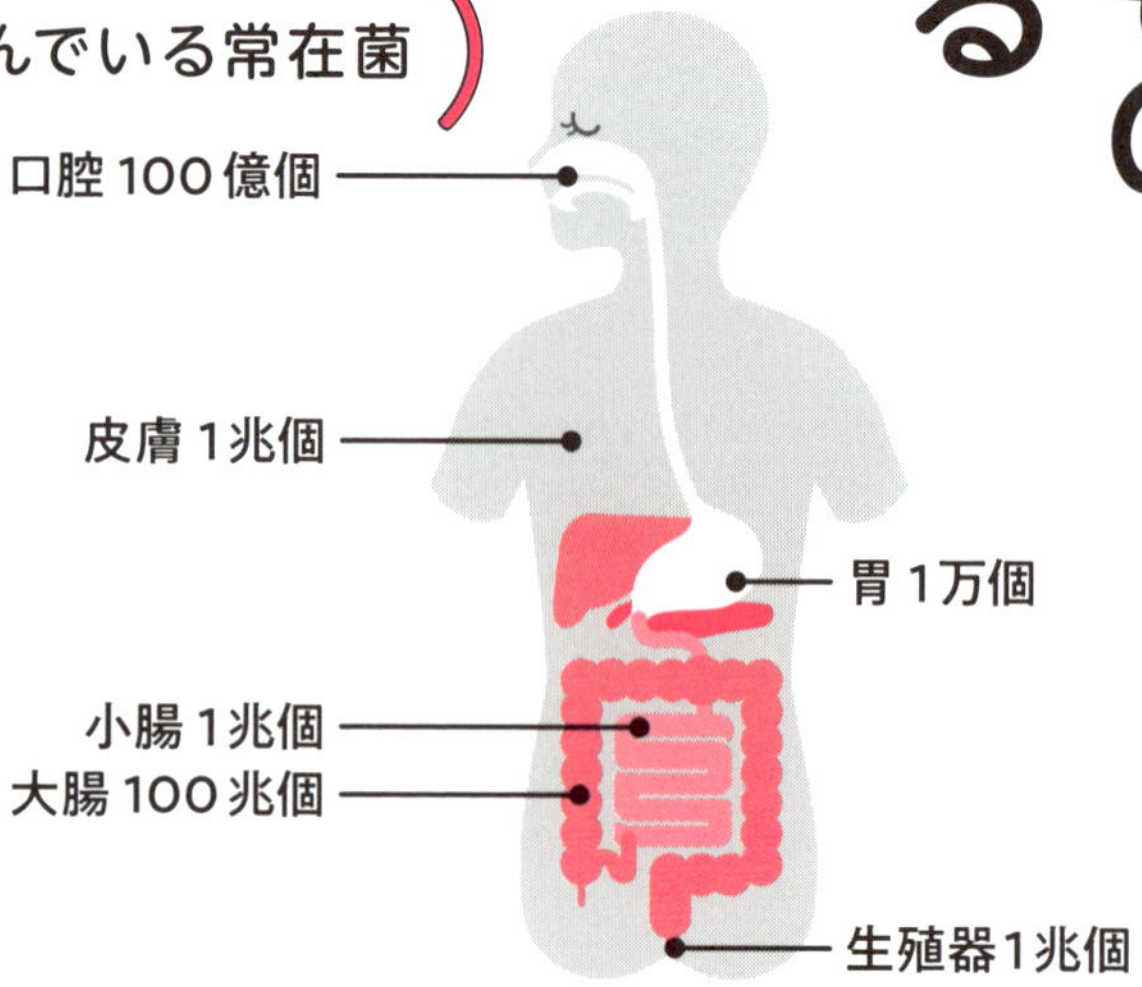

そのため、皮膚はもちろん、口や鼻の中、消化管の内壁など、外界と接する部分には必ず「常在菌」と呼ばれる細菌たちがすみついていて、「細菌叢」と呼ばれる「叢（くさむら）」を形成し、私たちの健康を守るバリアの働きをしています。

中でも、高温多湿で栄養たっぷりの腸内は微生物にとって絶好の環境です。腸の内壁には約１００兆個もの「腸内細菌」がビッシリと生息していて、まるでお花畑のように見えることから「腸内フローラ（腸内細菌叢）」と呼ばれています。

腸内細菌は腸内に入ってきた食べものをエサに増殖する代わりに、**腸内に入ってくる悪い細菌から守るバリア**となったり、さまざまな代謝物を生成して私たちの健康に役立ってくれています。腸内細菌と上手につきあっていくことが、健康を保つ秘訣といえるでしょう。

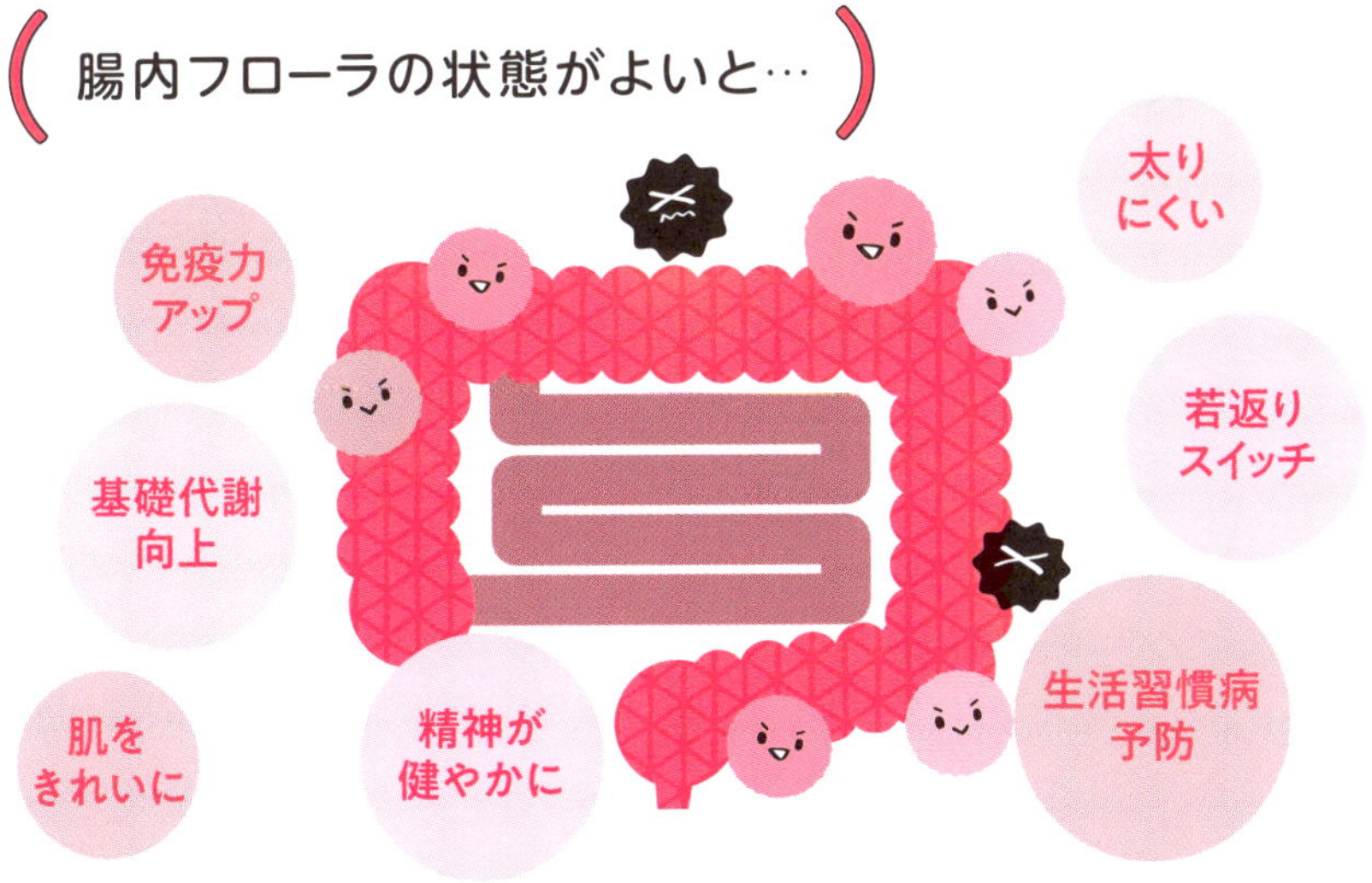
腸内フローラの状態がよいと…
免疫力アップ
基礎代謝向上
肌をきれいに
精神が健やかに
太りにくい
若返りスイッチ
生活習慣病予防

健康の鍵は「日和見菌」が握っている!?

腸内細菌には、その働きから体によい働きをする「善玉菌」、体に悪い働きをする「悪玉菌」、勢力の強いほうの仲間になる「日和見菌」の3つに分類されます。

この3つの中で、大多数を占めるのは日和見菌。善玉菌と悪玉菌は、少数派ではありますが、常に勢力争いを繰り広げています。

日和見菌は善玉菌が優性の状態ならば悪さをせずにおとなしくしているのですが、悪玉菌が優性になったり、免疫力が低下したりすると突如として悪玉菌に加勢し、周囲

善玉菌、悪玉菌、日和見菌の主な菌種と理想的なバランス

	善玉菌	悪玉菌	日和見菌
主な菌種	●乳酸菌 ●ビフィズス菌など	●大腸菌(有毒株) ●ウェルシュ菌 ●ブドウ球菌など	●バクテロイデス ●大腸菌(無毒株) ●連鎖球菌
働き	乳酸や酢酸などをつくりだし、腸内を弱酸性に保つ	毒性物質をつくりだし、腸内をアルカリ性にする	善玉菌、悪玉菌のうち、優勢な菌と同じ働きをする
理想割合	2割	1割	7割

に炎症を起こすなど悪さをはじめます。

そこで、理想的な腸内細菌のバランスは善玉菌：悪玉菌：日和見菌＝2：1：7とされ、常に善玉菌が優性な状態を保つことが大切だといわれています。

不規則な生活や偏った食事、運動不足などが続くと、約1000種類もあるといわれている腸内細菌の多様性が失われてしまい、理想的なバランスを保つことができません。

また、善玉菌の代表であるビフィズス菌は、残念ながら60歳をすぎたころからガクンと減少していきます(下グラフ参照)。

全身の健康を維持するためにも、生活習慣を見直すとともに、ビフィズス菌を増やす食生活を心がけていきたいものです。

加齢とともに腸内細菌のバランスはくずれていく!?

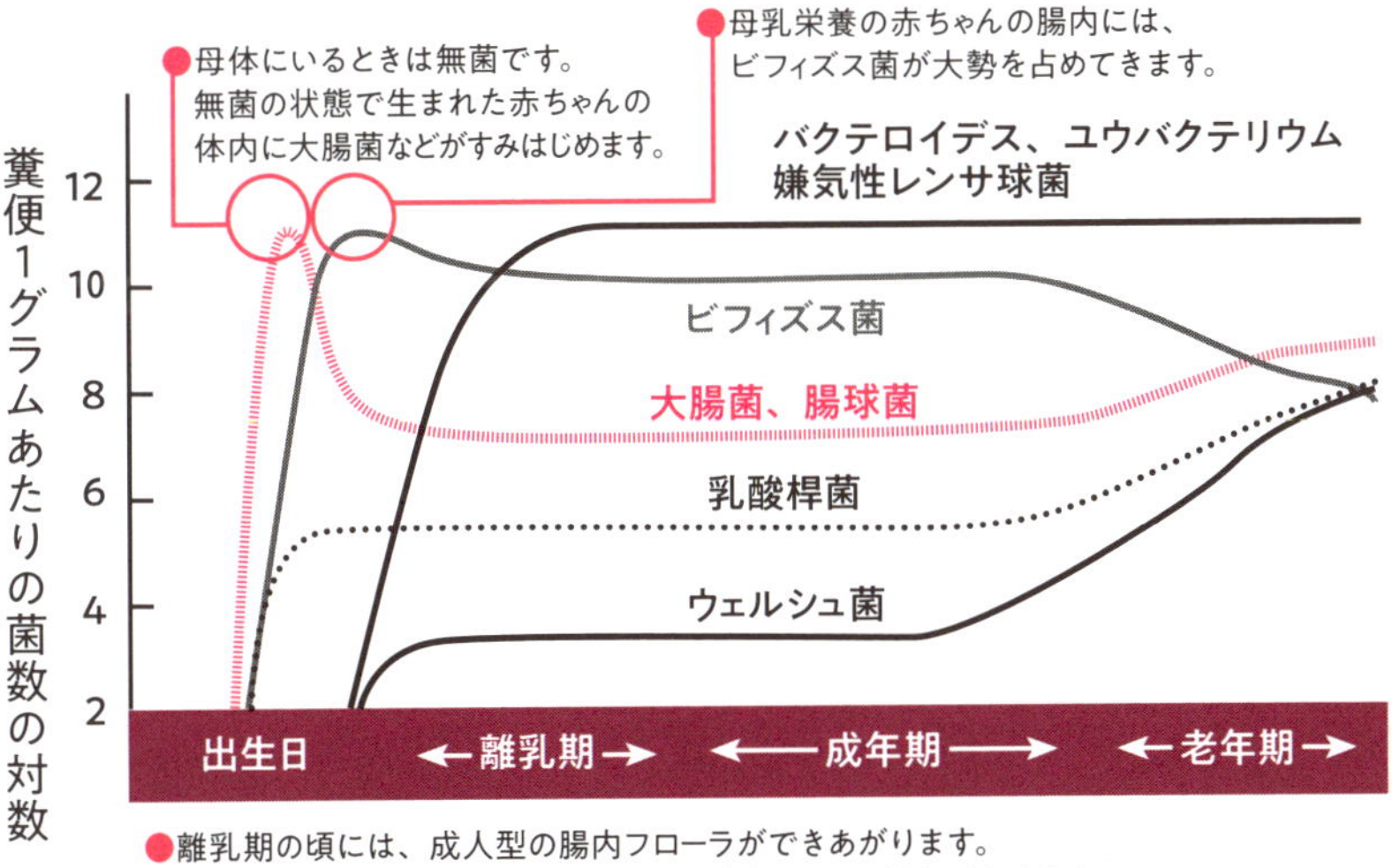

●離乳期の頃には、成人型の腸内フローラができあがります。
●加齢とともに悪玉菌が増え、善玉菌が減少してゆく傾向があります。

出典：光岡知足、腸内菌叢研究の歩み、腸内細菌学雑誌 25：113–124，2011を改変

腸内細菌はビタミンも合成する!?

私たちが生きていくためには、タンパク質・糖質・脂質の三大栄養素の他、ビタミンも必要です。ビタミンは三大栄養素の代謝をよくする生命維持に欠かせない栄養素で、不足するとさまざまな不調や病気の原因となり、成長にも障害が出てしまいます。ほとんどのビタミンは体内では合成されないため、食事で積極的に摂る必要があるといわれてきましたが、現在では、一部の腸内細菌にはビタミンを合成する働きがあることがわかっています。

たとえば、善玉菌の代表であるビフィズス菌は、ビタミンB群やビタミンKを合成します。

ならば、もっと善玉菌だけを増やさないと！　悪玉菌なんてないほうがいい！　と思うかもしれませんが、話はそう単純ではありません。

悪玉菌の中にもビタミンを合成したり、サルモネラ菌などの食中毒の原因菌を抑えるなど、時として体にとってプラスの働きをするものもいます。また、外界から凶暴な病原菌が侵入してきたとき、その増殖を抑えてくれる悪玉菌もいます。こうなると、悪玉菌と呼ぶのは申し訳なくなってきますね。

腸内細菌のバランスが変わったり、腸内細菌の種類が減ったりすると免疫機能にも影響を及ぼしますから、やはり、腸内細菌は善玉菌：悪玉菌：日和見菌＝2：1：7というバランスを保つのが理想。人間の社会と同じで、腸内細菌の世界も多様性が大切なのです。

腸内細菌のつくるビタミンとその機能

種類	機能
チアミン（ビタミンB_1）	●糖分の分解を助ける ●精神を安定させ、成長を助ける
リボフラビン（ビタミンB_2）	●細胞の再生やエネルギーの代謝を助ける ●健康な皮膚や髪、爪をつくる
ナイアシン（ビタミンB_3）	●糖質・脂質・タンパク質の代謝に重要
パントテン酸（ビタミンB_5）	●糖質・糖質・タンパク質の代謝を助ける ●ビタミンB_6や葉酸とともに免疫力に働きかける
ピリドキシン（ビタミンB_6）	●健康な皮膚をつくる ●神経伝達物質の合成に関わる
コバラミン（ビタミンB_{12}）	●神経細胞内の核酸やタンパク質の合成や修復を助ける ●悪性貧血を防ぐ
ビオチン（ビタミンB_7）	●髪と皮膚の健康を助ける ●疲労感や憂うつなどとも関連
葉酸（ビタミンB_9）	●貧血予防に重要 ●タンパク質や核酸の合成を助ける
メナキノン（ビタミンK_2）	●血液の凝固に関係 ●骨の代謝にも重要

幸せな気分は、脳でつくられる

私たちが幸せな気分のときや安らぎを感じているとき、脳の中ではさまざまな脳内ホルモンが分泌されています。

その中でも、ストレス社会で生きる現代人に欠かせない脳内ホルモンとして注目されているのが、ノルアドレナリンやドーパミンといった興奮物質を抑える働きをする「幸せホルモン」、セロトニンです。

実は、セロトニンの90％以上は、腸内でつくられ、ここでも腸内細菌が活躍しています。食事で摂取したトリプトファンという必須アミノ酸を材料として、腸内細菌の働きでセロトニンの前駆物質がつくられ、脳内に運搬されて、最終的にセロトニンが合成されます。

そのため、腸内環境がよい状態だと脳内で十分の量のセロトニンがつくられ、精神状態が安定しますが、腸内環境が悪いとイライラや不安感を招く原因になります。

逆に、脳がストレスや不安を感じると、自律神経の影響で腸の働きが悪くなることもあり、「過敏性腸症候群」という疾患として知られています。このように、腸と脳は双方向に関連しており、「脳腸相関」といって、近年注目が集まっている研究分野となっています。

実際、うつ病の患者さんは便秘や下痢が多いというデータもあり、腸内環境と心の健康には密接な関係があるといわれています。

また、セロトニンには、腸のぜん動運動を活発にしたり、自律神経のバランスを整えて、前向きな心身の状態に導く働きもあります。

さらに、セロトニンは睡眠とも深い関係があります。朝の明るい光を浴びるとセロトニンが分泌されて覚醒し、夜暗くなるとセロトニンの分泌量が減って眠くなるという健康的な睡眠サイクルをもたらします。

落ちこんでいるとき、イライラするときは、ストレスの原因を解消しようとしたり、自分の意志の力で何とか元気になろうとがんばるより、腸内細菌を整えるケアをしたほうが効果的なこともあるかもしれません。

小さなストレスでも継続的・持続的に続くと、体にも悪影響があらわれます。ストレスに対抗するためにも、腸から元気にしていきましょう。

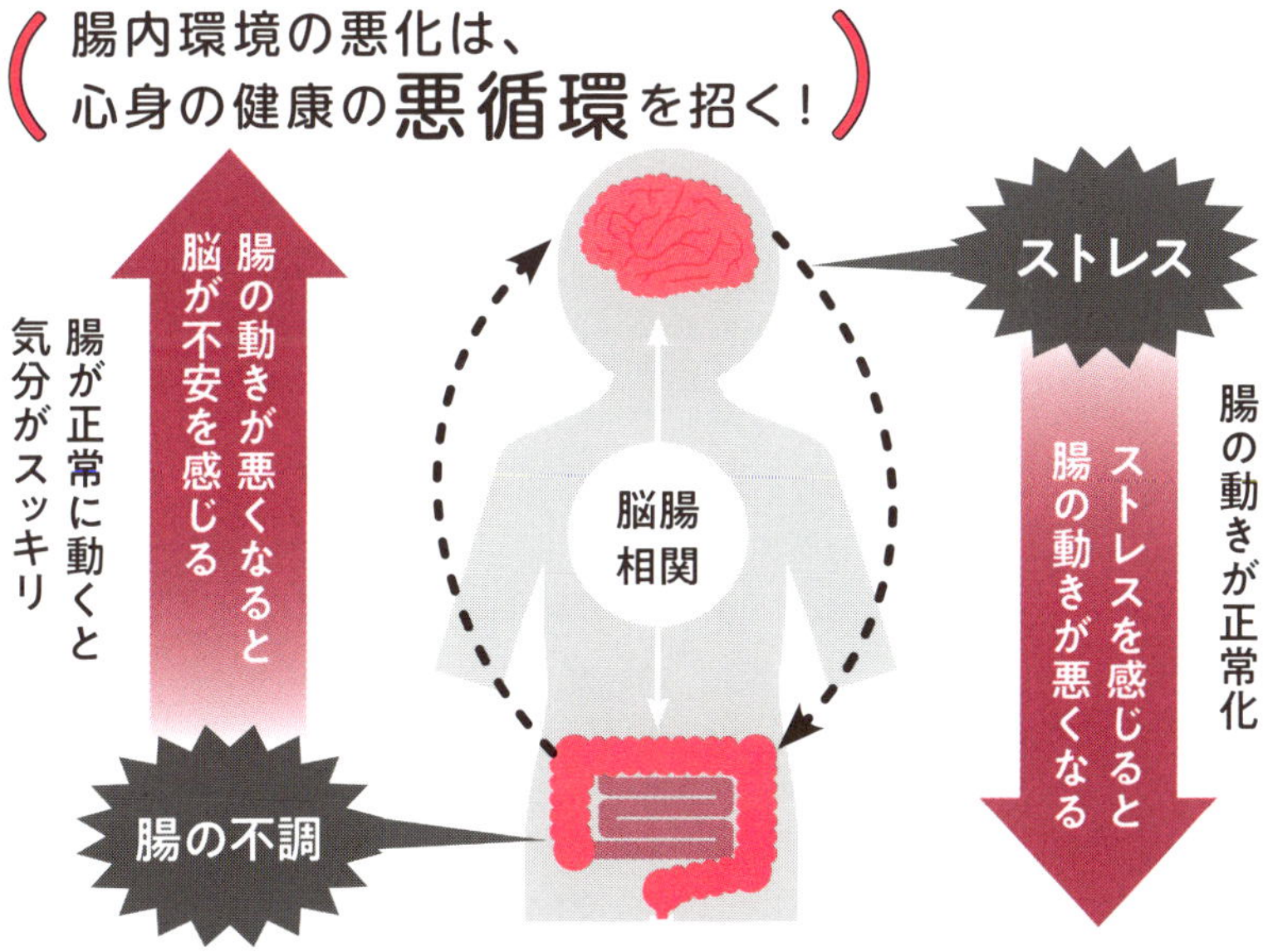
腸内環境の悪化は、心身の健康の悪循環を招く！
ストレス
ストレスが減ると腸の動きが正常化
ストレスを感じると腸の動きが悪くなる
脳腸相関
腸の不調
腸の動きが悪くなると脳が不安を感じる
腸が正常に動くと気分がスッキリ

便秘や下痢が起こるメカニズム

長年お通じの悩みを抱えていても、「体質だから」とあきらめている人は少なくありません。でも、それはとてももったいないことです。

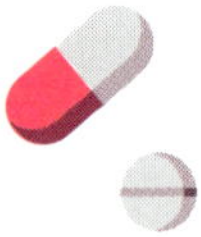

便秘や下痢は、ストレス、不規則な生活習慣、暴飲暴食、冷え、加齢、感染症などさまざまな原因が考えられます。また、原因は1つだけとは限らず、いくつもの原因が重なっていることもあります。なぜ便秘や下痢になるのか、生活習慣を見直すとともに、改めてその基本的なしくみを確認し、解決につなげていきましょう。

大腸に届いた食べものは、大腸のぜん動運動によって移動しながら肛門へ向かって進んでいきます。その途中で、腸内細菌により処理され、水分吸収を経たのちに便がつくられ、便が直腸に到達すると、排便反射によって排泄されます。では、なぜ便秘や下痢になるのでしょう？

排便の状態は、主に大腸の以下の3つの働きによって決まります。

① ぜん動運動

ぜん動運動が活発になりすぎると便が進む速度が速まります。逆に、ぜん動運動が低下すると便がなかなか先に進みません。

大腸の働きと便の状態

1 ぜん動運動

腸の運動が高まる

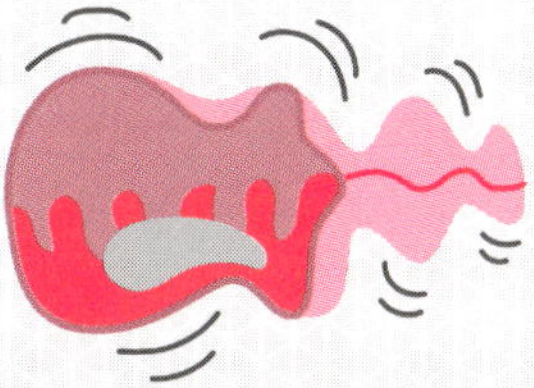

イメージ図

↗ 動きが高まる	↘ 動きが落ちる
下痢	**便秘**
十分に水分を吸収できず、便がゆるくなる	水分が吸収されすぎて、便が硬くなる

2 便からの水分吸収

水分吸収が減る

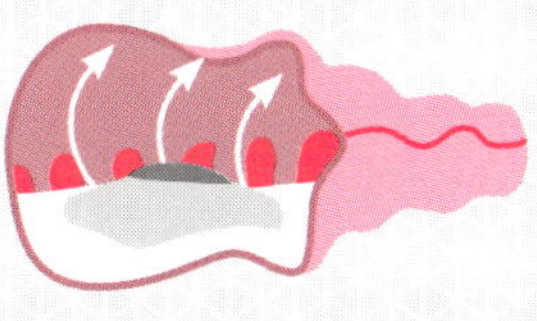

イメージ図

↘ 動きが落ちる	↗ 動きが高まる
下痢	**便秘**
十分に水分を吸収できず、便がゆるくなる	水分が吸収されすぎて、便が硬くなる

3 腸からの水分分泌

水分分泌が増える

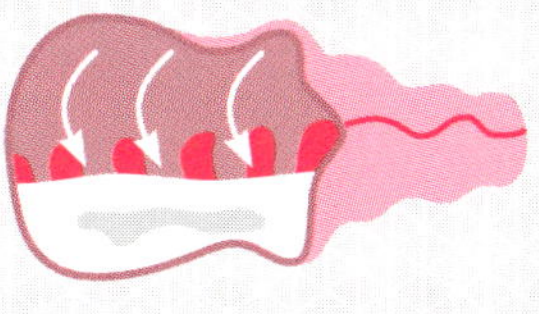

イメージ図

↗ 動きが高まる	↘ 動きが落ちる
下痢	**便秘**
水分量が多く、便がゆるくなる	水分量が少なく、便が硬くなる

②便からの水分吸収

食べカスが大腸に届いたときはドロドロの状態です。そこで、結腸から水分が吸収され、次第に便が形づくられていきます。このとき、腸のぜん動運動が活発すぎて便の進行速度が速いと軟便になり、進行速度が遅いと硬くなって便秘になりやすくなります。

③腸からの水分分泌

腸では、腸液などの水分が分泌されています。その分泌量が少ないと、便が硬くなって便秘になりやすくなります。逆に、水分分泌が過剰になると、水分吸収が間に合わず下痢になりやすくなります。

④排便反射

結腸でつくられた便は、直腸にたまっていきます。そして、直腸が便でいっぱいになると、排便反射が起こり、腸の一部や腹部の筋肉が収縮し、肛門括約筋がゆるんで便が排泄されます。繰り返し排便を我慢していると、直腸が鈍感になって便意を感じなくなっていきます。

最近、10～30代の若い世代に腸には特に異常はないのに、便秘や下痢を繰り返したり、腹痛や不快感が続いたりする、「過敏性腸症候群」が増えています。車や電車での移動中や仕事中に急な便意や腹痛に襲われると、日常生活にも障害が出てきます。主な原因は、やはりストレス。一度「過敏性腸症候群」になると、ちょっとしたストレスにも反応してしまうようになり、さらなるストレスとなって悪循環に陥りやすくなります。下痢と便秘を繰り返すようなら早めに医師に相談しましょう。

下痢になるしくみ

便秘の場合

通過が遅く、
水分がなく
なって便が
硬くなる

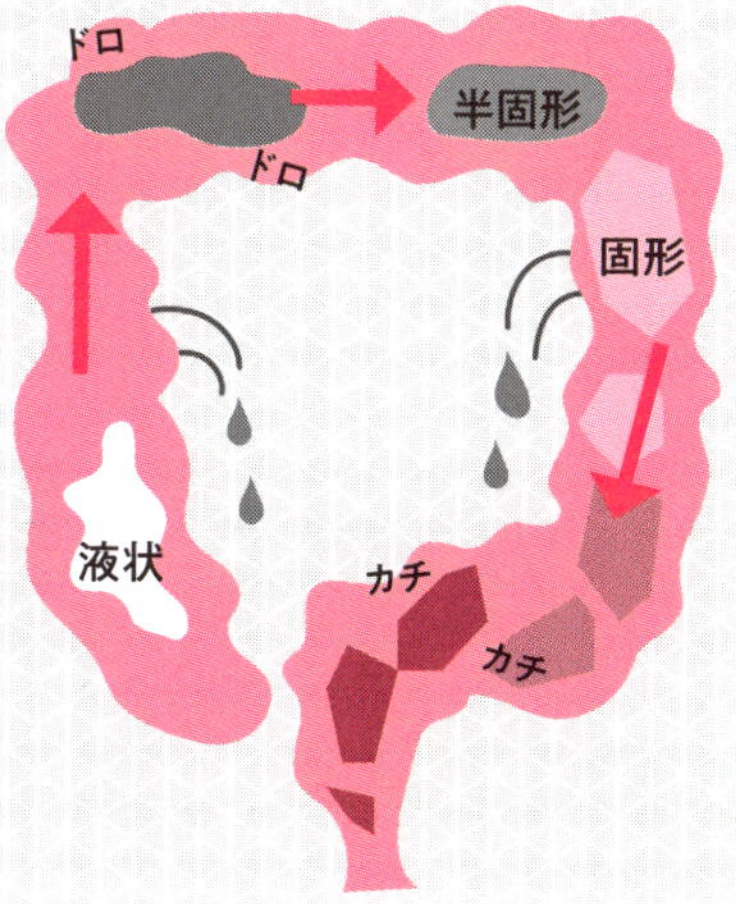

遅く
進む

下痢の場合

通過が速く、
十分な水分吸収が
行われない

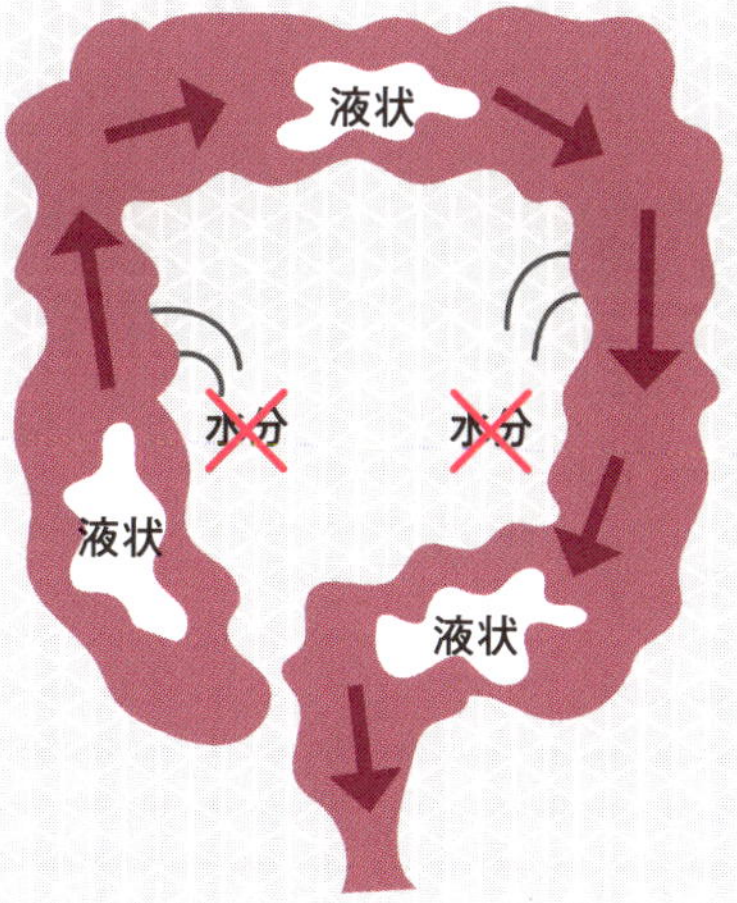

速く
進む

便とオナラであなたのすべてがわかる!?

便はあなたの体の調子や生活習慣を判断するバロメーターです。食べたものまでわかってしまうこともあります。

チェックしたいのは、形や硬さ、色、におい。便をセルフチェックすることで、自分のコンディションに気づきやすくなりますので、ぜひ参考にしましょう。

形と硬さ

形や硬さは水分量を示しています。健康的な便は、水分量が70～80%程度といわれます。

ちょうどいい水分量だとバナナのような形でなめらか。水分量が不足しているものほど形が小さくなっていきます。一方、水分量が多すぎると形を維持できないので細切れになったり、ドロドロになっていきます。

色

理想的な便の色は黄土色～茶色。黄色っぽいのは胆汁酸の色で、腸内にとどまっている時間が長くなるほど色が濃くなり黒っぽくなっていきます。逆に腸内にとどまっている時間が短いと、どんどん色が薄まっていきます。

気をつけなければならないのは、赤い血が混ざっていたり、タールのように黒くなったもの。

赤いものは痔や大腸からの出血、黒いものは胃腸からの出血や薬の影響が考えられます。

　バリウムを飲んだわけでもないのに白っぽい場合は、脂肪の摂りすぎや胆汁をつくっている肝臓や胆管のトラブルなどが考えられます。

におい

　においは腸内細菌のバランスをあらわしています。基本的に、腸内細菌が食べものを分解したときに出す水素やメタンなどはほとんどにおいません。イヤなにおいの場合は、悪玉菌が大増殖している可能性大。においのモトは、悪玉菌が動物性タンパク質を分解してできる、スカトール、インドール、アンモニアなどの有毒物質。要するに腐敗臭です。肉食中心で便やオナラがくさい人は、便秘になりやすく大腸がんのリスクも高まります。

便をセルフチェック

便の形は大腸を移動する時間と関係している

●腸の中を速く流れると下痢になる　●腸の中をゆっくり進むと硬い便になる

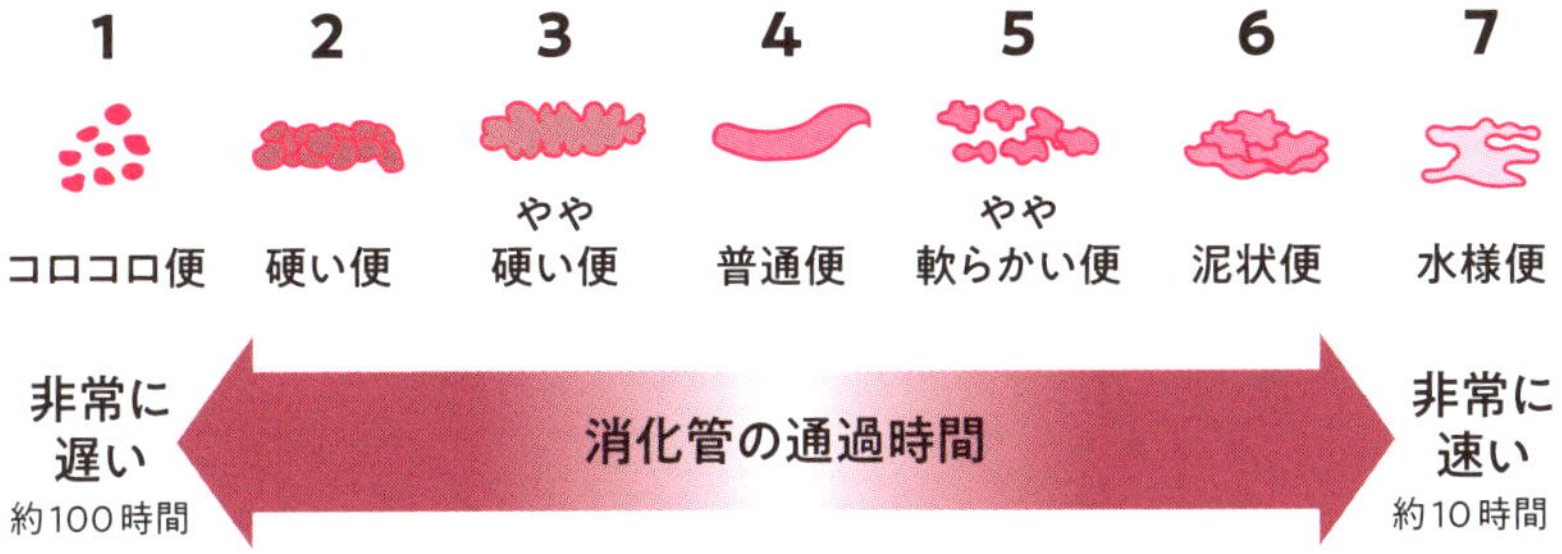

食べてから何時間で排泄される？

食べたものが消化・吸収されて便がつくられ、排泄されるまでにかかる時間は、通常24～48時間くらいといわれています。排便サイクルには個人差があるうえ、心身のコンディションや生活スタイル、年齢、食事の内容や量によっても変わるからです。

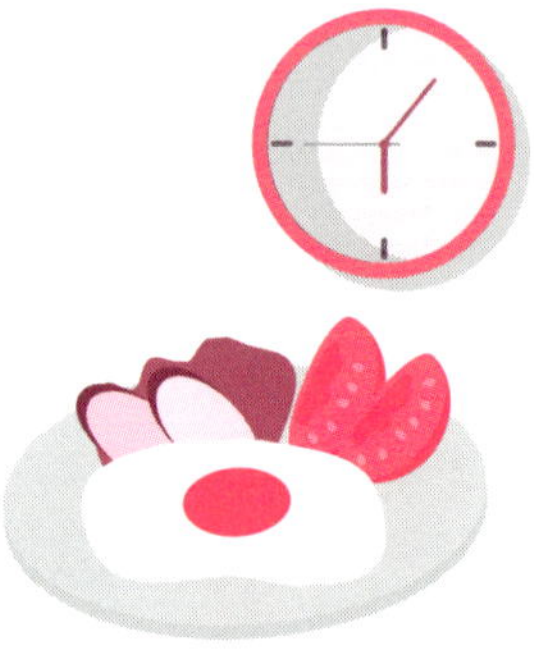

たとえば、食べたものが胃で消化されるのにかかる時間は、普通の白いごはんで約2時間、肉などのタンパク質なら4～5時間、脂肪分が多いものだと6～7時間はかかるといわれています。

その後、小腸での消化にさらに5～8時間はかかるため、大腸に届くまでに最短でも7～8時間はかかります。

もっとも長いのは、大腸でかかる時間です。かなり消化のよいおかゆなどを食べたとしても、大腸に入ってから排便されるまでに最短で10時間、**通常は15～20時間くらい**かかります。

こうして、食べてから排泄されるまでの時間は、順調にいっても24時間、消化吸収の悪いものだと48時間くらいかかるわけです。

基本的には、たとえ2～3日かかったとしても、バナナ状の便がスッキリ出てさえいれば、心配はいりません。毎日お通じがあっても、コロコロ便ばかり続くほうが問題です。

ただし、腸内細菌のバランスを理想的な状態にしてキープするには、毎日ではなくても「食べたら出す」というリズミカルなサイクルを自分なりにつくる努力をすることが大切です。

朝の排便習慣は、夜、良質な睡眠をとれるかが、大きな鍵になります。睡眠中に副交感神経の働きが優位になり、腸の活動が活発になることが、翌朝のスムーズな排便につながるからです。朝のスムーズなお通じのためにも、夜は静かに過ごし、良質な睡眠を得られるよう心がけましょう。

また、朝食を抜かないことも大切です。

私たちの体には体内時計が備わっています。よく、「朝の光を浴びると体内時計がリセットされる」といわれますが、実は、「朝食をとる」ことでも体内時計を強制的にリセットすることができます。

仕事の都合などでどうしても夕食が遅い時間になる人、夜型生活を送っている人も、夕食はできるだけ軽くすませ、朝食をしっかりとるようにすると、体内時計がリセットされ、弱った腸のぜん動運動も正常化していきます。

体内時計の乱れは、腸内フローラを構成する善玉菌・悪玉菌・日和見菌の種類の多さやバランスにも影響します。腸内細菌は腸管の免疫細胞と常に情報交換しているため、免疫力にも影響します。

なかなか排便サイクルが整わないという人は、体内時計にも注目してみましょう。

腸内環境は親から子へ遺伝する？

「親が便秘がちだから、自分も便秘なのかな？」「自分がお腹が弱いから、子どもにも遺伝するかも……」などと思ったことはありませんか？

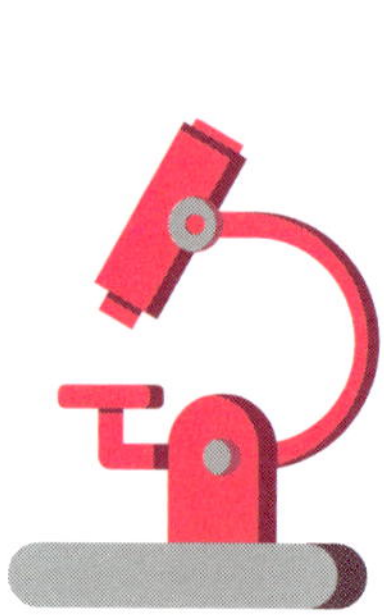

生まれる前の赤ちゃんの腸内は、ほぼ無菌状態です。では、１０００種・１００兆個もの腸内細菌は、いつ、どこからやってくるのでしょう？　赤ちゃんが生まれて初めて細菌と出会うのは、出生時です。まず、産道を通るときにお母さんの細菌に暴露され、赤ちゃんをとりあげたお医者さんや看護師さん、お父さんや家族など、次々とまわりの人やまわりの環境にある細菌に暴露されていきます。それらの細菌は生後24時間以内には赤ちゃんの腸内に入りこみ、「常在菌」として定着していきます。

つまり、**赤ちゃんの腸内細菌は「遺伝」ではなく後天的に獲得したもの**と考えられています。中でも一番最初に触れるお母さんに一番大きな影響を受けます。妊娠したとわかったお母さんは、赤ちゃんのために出産までに善玉菌優性の腸内環境に整えておくとよいでしょう。その他には、出産形態（経膣分娩か、帝王切開か）、授乳形態（母乳か、ミルクか）なども新生児期の腸内細菌叢の形成に関わっていることが最近の研究によりわかってきています。

とはいえ、新生児期に形成された腸内細菌叢が、成長に伴ってそのまま維持されるわけではありません。母乳を飲みはじめた赤ちゃんの腸内ではビフィズス菌が増殖しはじめ、約90％以上がビフィズス菌という超優良な腸内環境になっていきます。ところが、離乳食をスタートすると状況は一変。離乳食と一緒にさまざまな細菌が腸内に入りこみはじめます。また、行動範囲が広がってくるにつれて腸内細菌の多様化が進み、成長とともに独自の腸内フローラができあがっていきます。こうして多様な腸内細菌を獲得していくことで、腸管免疫も獲得していくわけです。ちなみに、生まれたばかりの赤ちゃんは病原菌に対して無防備なはずなのに、生後1カ月くらいはほとんど感染症にかかりません。これは、初乳の中に「分泌型ＩｇＡ（分泌型グロブリンＡ）」という免疫物質や、ラクトフェリンなどの感染防御作用のある物質が含まれているためです。初乳を飲むということは、抗体を飲むようなもの。最近は人工乳も進化しているため、母乳に近い効果を得られるようになってきましたが、母乳で育った赤ちゃんのほうが、病気にかかりにくいという報告もあります。

最近では、腸内をまるごと洗浄する「腸内洗浄」が注目されていますが、赤ちゃんのときに獲得した腸内細菌の構成をガラリと変えたり、大人が赤ちゃんのときのようなビフィズス菌優性の腸内環境になるのは不可能です。お腹の調子と相談しながら腸内環境を日々メンテナンスし、悪玉菌や日和見菌ともうまくつきあっていくことが一番大切なのです。

日本人の長寿の秘密は、腸内フローラにあり!?

日本人の腸内フローラの遺伝子解析を行い、欧米や中国など海外11カ国のデータと比較した、あるとても興味深い研究結果があります（※）。それによれば、日本人の腸内フローラには、以下のような特徴があるそうです。

❶ビフィズス菌などが多く、古細菌が少ない
❷炭水化物やアミノ酸の代謝機能が高い
❸水素を主に酢酸生成のために消費している
❹日本人の90％が海藻類を分解する酵素の遺伝子を持っている

これを簡単にまとめると、日本人は他の国々の人に比べて善玉菌優性の腸内フローラを持っていて、炭水化物や海藻などの栄養素をうまく取り入れて活用している。そのとき発生する水素も、炎症や酸化を防ぐために効率よく使っている、ということ。つまり、日本人は世界的に見ても非常に健康的な腸内フローラを持っているのです。このことが、日本人の健康長寿を支えてきたのかもしれませんね。

私たち日本人の腸内フローラの特徴を理解し、それに合った食生活を送ることも、心身の健康を保つ秘訣なのです。

※出典：Nishijima S et al. The gut microbiome of healthy Japanese and its microbial and functional uniqueness. DNA Res. 2016

part 2

腸と体の関係

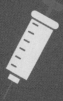

腸内細菌は、全身の健康や病気と深く関係している！

あらゆる生活習慣病やアレルギー疾患は、お腹の中でつくられる!?

　ヒトの腸内細菌の構成は極めて個人差が大きいうえ、その約80％は外界で培養することが困難です。

　ところが近年、腸内細菌の遺伝子レベルでの解析が可能になり、腸内細菌は私たちが思っていた以上に全身の健康や病気に関わっていることがわかってきました。

　たとえば、腸内細菌が産生するアンモニアやフェノール、インドールなどの腐敗物質、細菌毒素、二次胆汁酸などの有害物質は、腸管自体

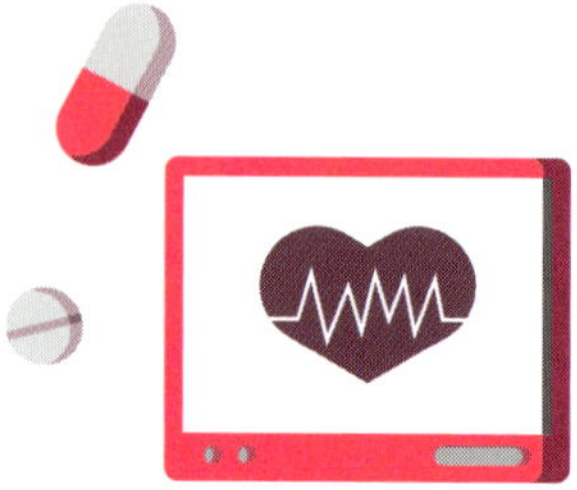

※出典：Naito Y, et al.J Clin Biochem Nutr 2019, in press.

を障害して炎症性腸疾患や大腸がんの要因となるだけではありません。一部は体内に吸収され、動脈硬化や肥満、糖尿病、脳心血管疾患など、さまざまな生活習慣病を招く可能性があることがわかってきました。

現代人に急増中のアレルギー疾患も、腸内フローラのバランスの乱れと深い関係があることが解明されつつあります。

その一方で、１００歳以上の長寿者が多い地域で高齢者の腸内細菌解析を行った結果、酪酸菌の割合が明らかに高いことが判明するなど、長寿に関わる菌の解明も進んでいます(※)。

今や、腸内細菌は病気を予測・予防し、健康で長生きするための指標として注目されているのです。

大腸の不調は全身のトラブルへ

大腸がん・肝臓かん
糖尿病や心疾患
感染症

腸内フローラの乱れ
（大腸の不調の原因／病気リスクを高める）

こどもの成長やメンタル面
うつや不安症
アレルギー・肥満

全身トラブル

神経・脳関連トラブル
うつ、記憶、判断力低下、認知症など

肌トラブル
乾燥、しわなど

代謝関連トラブル
肥満、冷え、糖尿病

免疫力関連トラブル
インフルエンザ、かぜ、花粉症など

消化器系トラブル
便秘、下痢、腸炎など

悪玉菌が増えると、かぜやウイルスなどの感染症に負けやすくなる

年齢を重ねていくと、
かぜやウイルスなどの感染症にかかりやすくなっていきます。
その要因の1つは、腸の不調にあります。

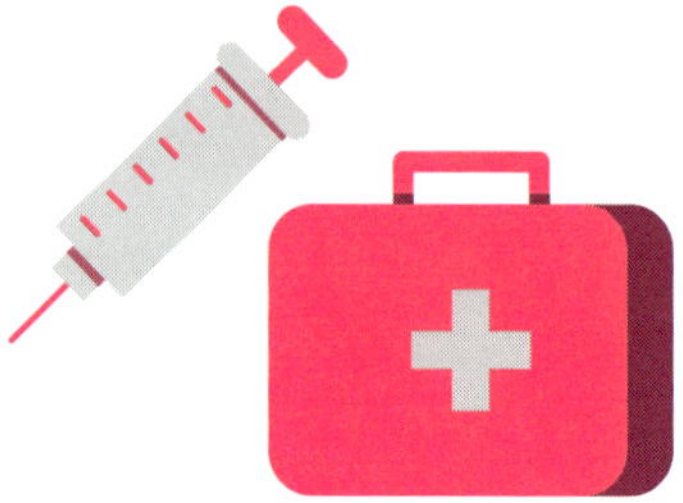

私たちの体は、外界にうようよいる病原菌やウイルスなどの病原体に常にさらされています。大切なのは、いかにして「病原体を体の中に入れないようにするか」ということ。

病原菌は、目、鼻、口などの粘膜から侵入して体内に入ろうとしますが、そのとき重要な働きをするのが全身の免疫細胞の約6割が集結している人体最大の免疫器官、腸です。

腸の中では、免疫細胞と腸内細菌が互いに協力しあい、腸内壁から体内に侵入しようとする

病原体に対抗しています。

たとえば、免疫細胞には、パトロールチームと攻撃チームがいて、パトロール隊が腸内に病原体が入ってきたことを察知し、メッセージ物質を出して腸壁を守っている攻撃チームに知らせると、抗菌物質をバンバン出して病原体を撃退します。

一方、腸内細菌たちは「腸内フローラ」をつくって腸の内壁にバリアを張り、病原体や有毒物質などの異物が体内に侵入するのを防ぐ働きをしています。

健康な人の腸内では、この2つのシステムで「鉄壁の防衛力」を維持しているわけです。

ところが、悪玉菌が増えて腸内が有害なガスで充満すると、免疫細胞たちの力も弱まってしまい、十分な防衛力を発揮できません。

また、悪玉細菌が出すガスのせいで腸が膨らんだり縮んだりすると、腸管粘膜の細胞同士のつながりが破壊されてしまいます。

本来、腸管粘膜の細胞は、すき間なく整然と並んでいます。そして、有益な栄養と水分だけを通し、病原体や有害物質は通さない超優秀な「フィルター」の役割をしています。

ところが、細胞同士のつながりが破壊されて穴があいてしまった腸管粘膜のフィルターは、まさに「ダダ漏れ状態」です。病原体がやすやすと腸管粘膜をすり抜けて、血管内に侵入してしまいます。

やっかいなことに、病原体だけでなく炎症性の毒素や有害物質も血管内に侵入してしまうので、さらに病原体に負けやすい体になってしまいます。そうでなくとも、加齢とともに腸管免疫は衰えていきます。高齢になると感染症にかかりやすくなるのは、腸管粘膜が劣化し、病原体をブロックするフィルターの役割が十分に果たせなくなってしまうのが大きな要因といえるでしょう。

「最近、便秘になりやすくなった」、「腸内にガスがたまりやすくなった」と思ったら、そのサインかもしれません。食生活を見直して、善玉菌を増やす食事を心がけましょう。

感染症を防ぐには、うがいや手洗いなどをしっかりして、口や鼻、目などの粘膜から病原菌やウイルスが入らないようにすること。そして、それでも腸まで入ってきた場合に備えて、腸管免疫を整えておくこと。この二重の感染対策を行うことが何よりも大切です。

また、腸管粘膜のフィルターを健康な状態に保っていれば、万一、かぜやインフルエンザにかかっても、長引いたり、重症化したりするのを最小限に抑えることができます。

ちなみに、抗生物質は細菌を殺す薬です。かぜの原因の90％はウイルス感染のため、基本的にはかぜで抗生物質が処方されることはありません。かつてはかぜをきっかけに他の細菌に感染する（＝二次感染）のを防ぐため、抗生剤を処方されることがよくありましたが、それによって耐性菌が生まれてしまうことが問題視されるようになったからです。

抗生物質は腸内フローラにとって猛毒です。たとえ病原菌をやっつけることができても、善玉菌まで死んでしまい、抗生物質が効かない悪玉菌だけが生き残ってしまうと、腸内フローラが激変してしまう可能性があります。

「かぜ気味だから、念のため家にあった抗生物質を飲んでおこう」などというのは、もってのほかです。それより、善玉菌を増やす食事を心がけ、免疫力を高めておきましょう。

悪玉菌が増えると
腸管粘膜のフィルターが破壊され、
病原体や毒素が
どんどん侵入してくる！

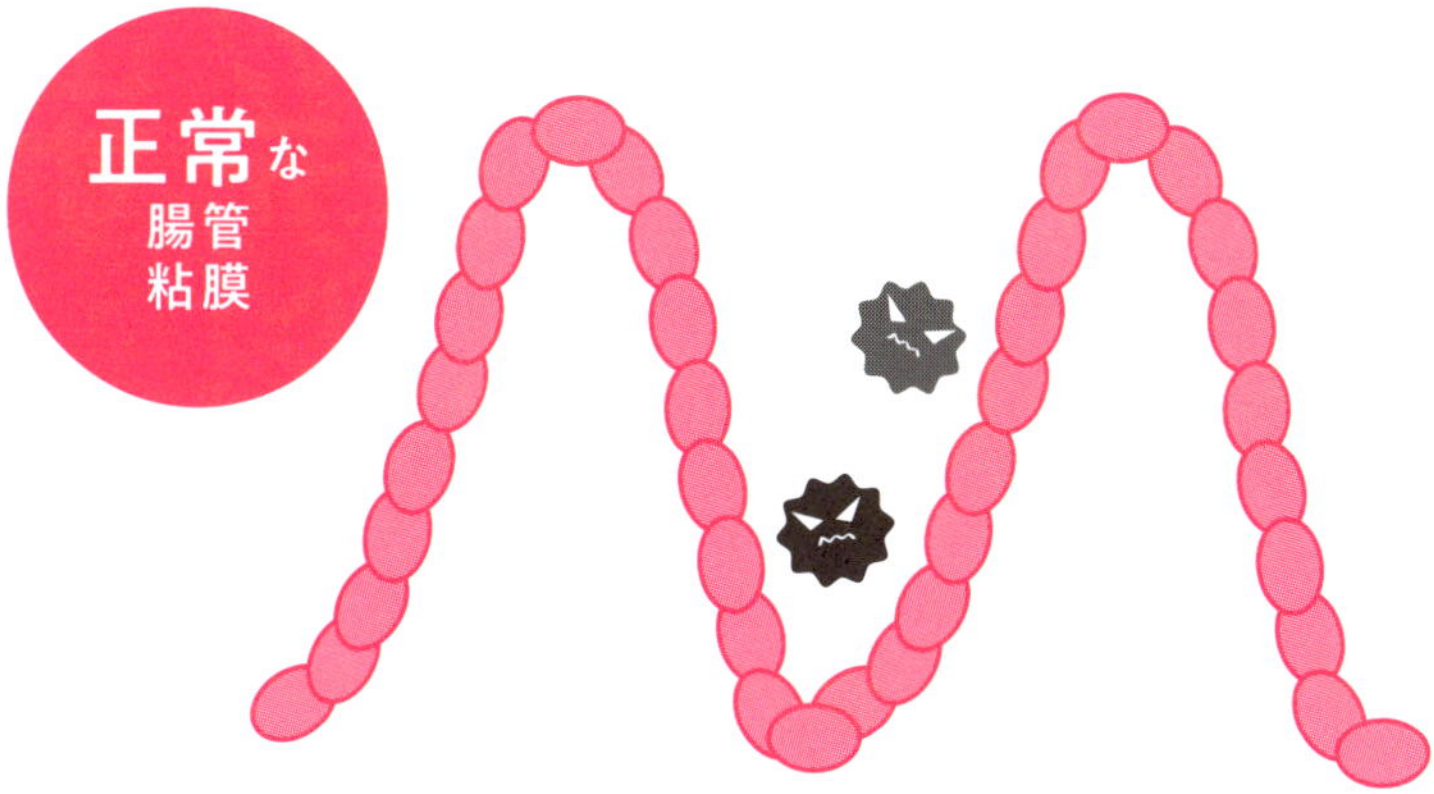

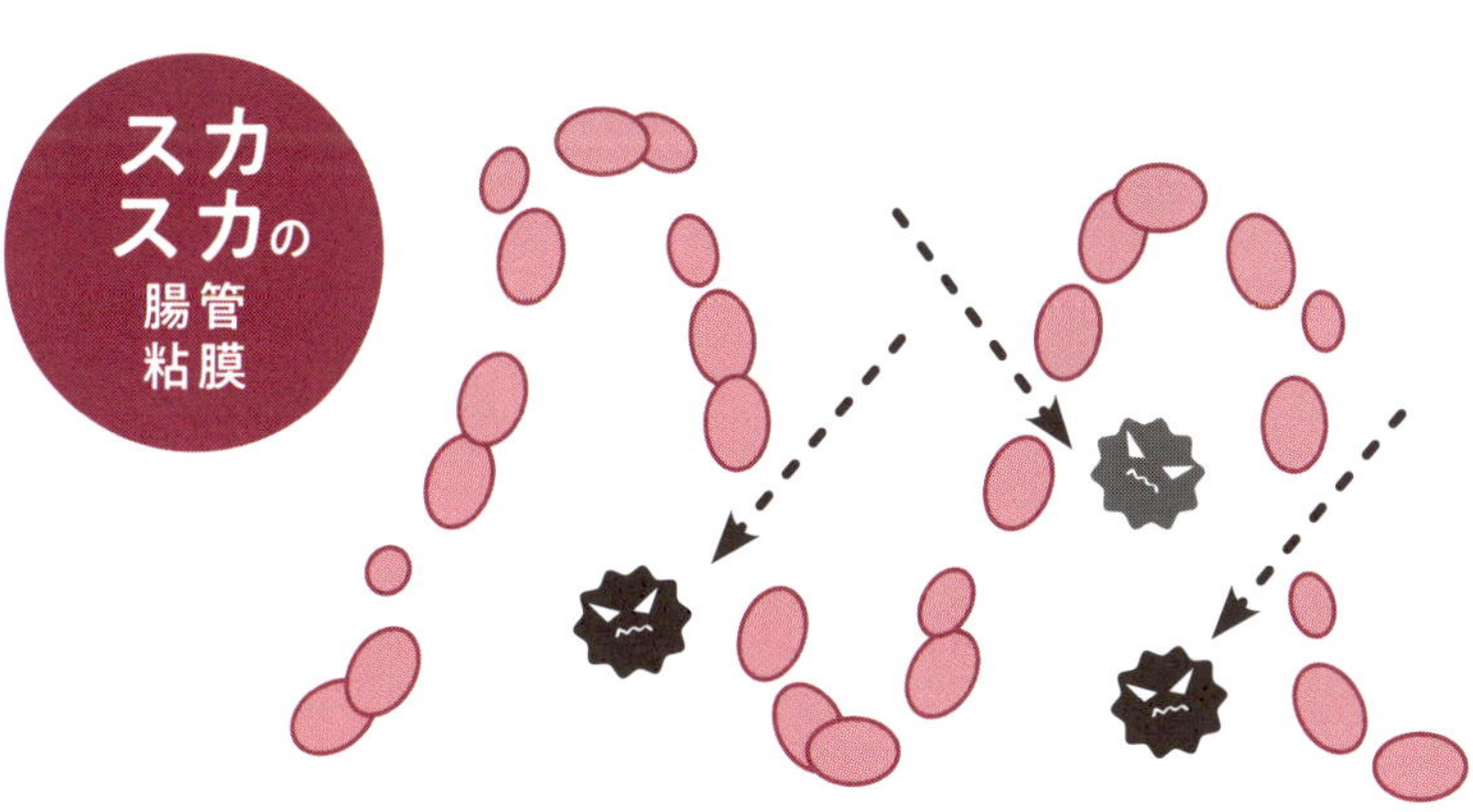

悪玉菌が出す**有害物質**が、動脈硬化の元凶!?

生活習慣病の多くは、動脈硬化が大きな要因となって発症します。実はこの動脈硬化も、腸内環境と深い関係があります。

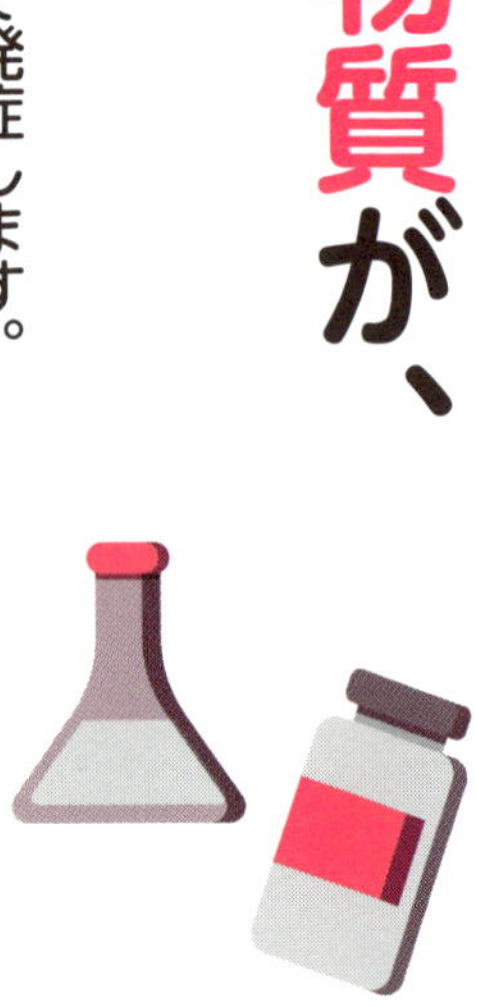

動脈は、心臓から送り出される血液を全身に運ぶ役割を果たしています。心臓の拍動で血液が送り出されるとき、血管の壁にかかる圧力は非常に大きいので、それに耐えられるよう、正常な動脈はゴム管のように伸び縮みする柔軟性を持っています。

この動脈の内壁に血管内に流れる脂肪にまみれたゴミが粥状（アテローム）のヘドロになってへばりつくと、血管が硬く、分厚く、せまくなっていきます。これが動脈硬化の中でももっとも多い「アテローム性動脈硬化（粥状動脈硬化）」です。動脈硬化を招く危険因子としてよく知られているのは、「高血圧」、「脂質異常症」、「喫煙」、「肥満」、「糖尿病」、「ストレス」などです。

これらが刺激になって血管の内皮細胞が傷つけられると、その部分の血管壁の中に脂肪物質が

※出典：Sato J, et al. Probiotic reduces bacterial translocation in type 2 diabetes mellitus: A randomised controlled study. Sci Rep. 2017

たまって粥状になっていくわけです。このようにして最後は血管が詰まり血流が途絶えてしまうのですが、これが脳の血管で起こると脳梗塞、心臓の血管で起こると心筋梗塞になります。

最近では、これらの危険因子に加えて、腸内細菌と動脈硬化の関係も注目されてきています。

腸内フローラに悪玉菌が多い人は、食物に含まれるコリンという栄養素が腸内細菌に代謝されてできる「TMAO」という物質が多くなります。実は、このTMAOは動脈硬化を引き起こしたり、悪化させたりする物質で、マウスによる実験でも、腸内細菌がいない環境をつくると、動脈硬化が改善されることがわかっています。

また、腸内環境が悪化すると、悪玉菌が生成するさまざまな有害物質や、本来なら腸の中にしかいないはずの腸内細菌が腸管粘膜から漏れて血管の中に入りこみ、慢性的な炎症を引き起こすようになります。これもまた、動脈硬化を引き起こす要因になります（※）。

「老化は血管からはじまる」といわれますが、動脈硬化とはまさに「血管が老化してしまった状態」です。怖い生活習慣病を防ぐためにも、老化を防いで若さを保つためにも、よい腸内環境を保つことが大切といえるでしょう。

動脈硬化が起こるしくみ

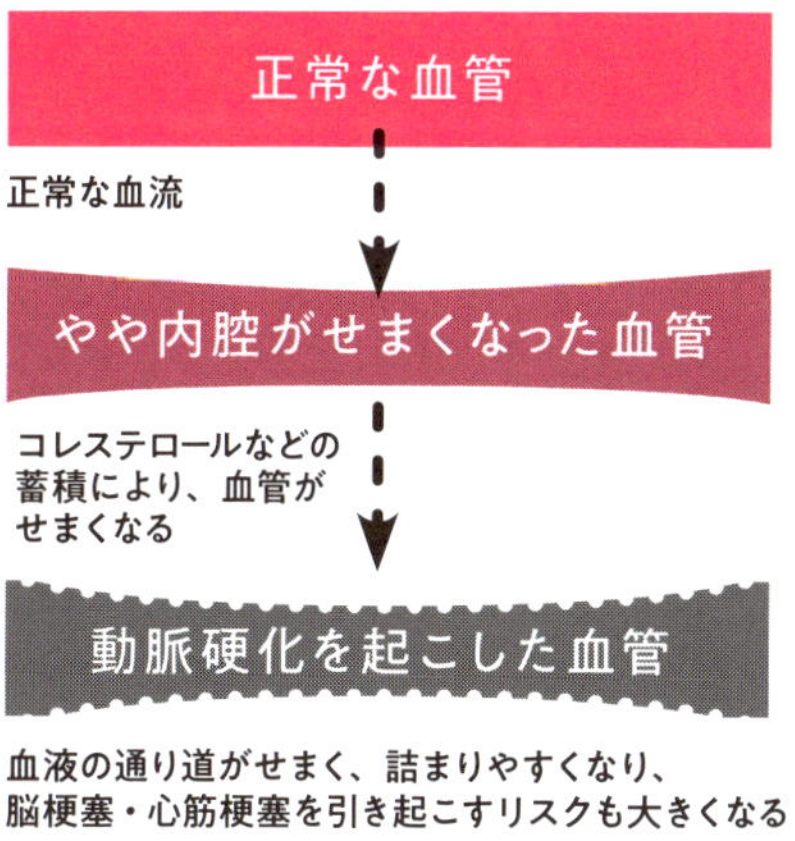
正常な血管
正常な血流
やや内腔がせまくなった血管
コレステロールなどの蓄積により、血管がせまくなる
動脈硬化を起こした血管
血液の通り道がせまく、詰まりやすくなり、脳梗塞・心筋梗塞を引き起こすリスクも大きくなる

便秘だと、心筋梗塞や脳梗塞のリスクが急上昇!?

腸内環境が悪化して動脈硬化のリスクが高まると、心筋梗塞や脳梗塞などといった「脳心血管疾患」のリスクも高まります。

先ほどご紹介した腸内細菌が産生に関与する物質「TMAO」は、動脈硬化を促進するため、その血中濃度が高い人ほど、心筋梗塞や脳卒中のリスクが高いことがわかっています。また、便秘で腸内環境が悪化している人は、脳梗塞の発症リスクが19%も高いという研究結果もあります。動脈硬化が脳で起これば脳梗塞に、心臓で起これば心筋梗塞になります。厚生労働省の人口動態統計(2018年)によれば、日本人の死因の1位は悪性新生物(がん)、2位は心臓疾患、3位が脳血管疾患、4位が肺炎となっています。2位と3位はどちらも動脈硬化に起因する疾患で、この2つを合わせると1位のがんと並びます。動脈硬化で亡くなる人がいかに多いか、よくわかりますね。動脈硬化の怖さは、ほとんど自覚症状がないということです。自分でも気づかないまま進行してしまい、心筋梗塞や脳梗塞で倒れてはじめて気づくことも珍しくありません。でも、動脈硬化と深い関係のある腸内細菌の状態は、お腹の調子で日々実感するこ

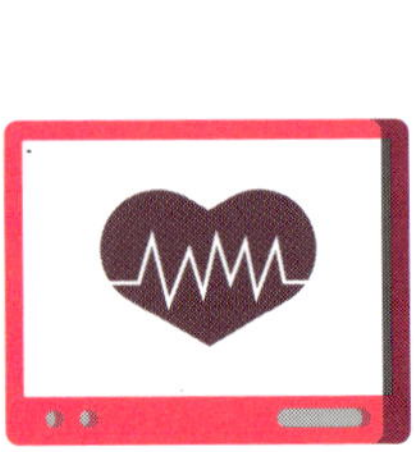

とができますよね。最近の研究によると、心筋梗塞を起こした人の腸内フローラは、健康な人の腸内フローラとは異なるバランスで成り立っていることがわかってきており、よりよい腸内環境をつくることが動脈硬化の予防をするうえで非常に重要であることが、科学的にも解明されつつあります。つまり、お腹の調子を整えることは、目に見えない動脈硬化を予防することにもつながるというわけです。ただし、いくら腸内環境を整えても、喫煙で血管を傷つけてしまっては台無しです。腸と血管の両方の健康を守る生活を送ることが、心筋梗塞や脳梗塞のような命に関わる病気を予防することにつながります。

心筋梗塞・脳卒中・死亡のリスク

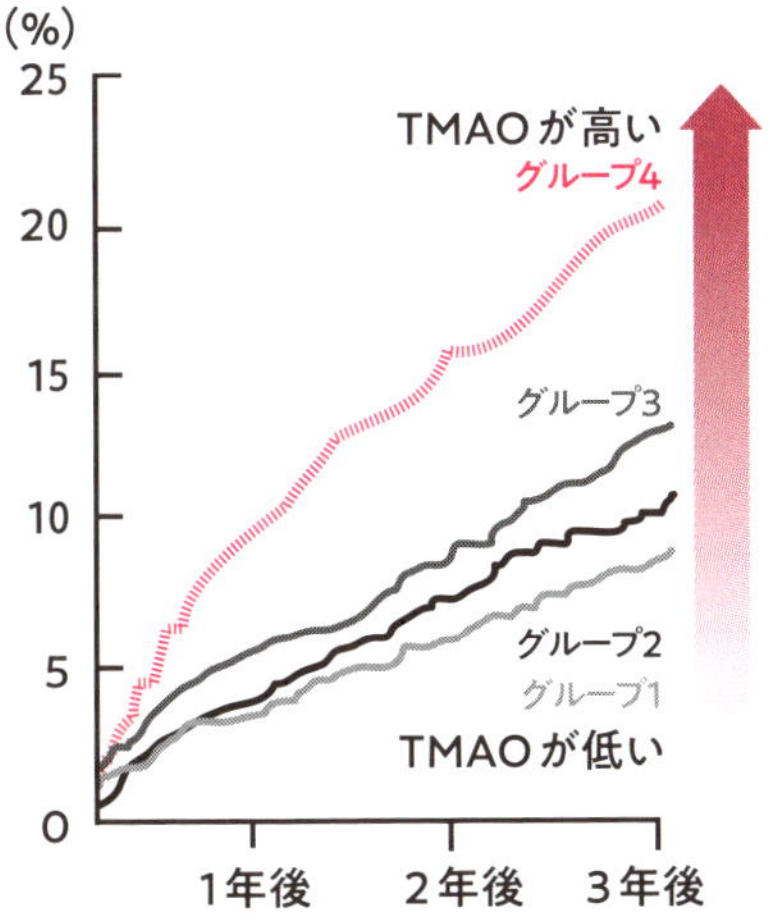

出典：Tang WH, et al. Intestinal microbial metabolism of phosphatidylcholine and cardiovascular risk. N Engl J Med. 2013 より改変

便秘患者の死亡や心血管疾患のリスク

	死亡リスク	冠動脈疾患の発症リスク	脳梗塞の発症リスク
便秘患者＊	12%アップ↑	11%アップ↑	19%アップ↑
便秘で1種類の便秘薬を使用＊＊	15%アップ↑	11%アップ↑	19%アップ↑
便秘で2種類以上の便秘薬を使用＊＊	14%アップ↑	10%アップ↑	21%アップ↑

＊便秘ではない人々と比較
＊＊便秘薬を使用していない人々と比較

出典：Sumida K, et al : Constipation and risk of death and cardiovascular events. Atherosclerosis. 2018 Dec 23;281:114-120. より改変

「やせ菌」「太らせ菌」って何？

最近は「どんな健康状態の人の腸に、どんな腸内細菌がいるのか」という研究が活発に行われています。その結果、腸内フローラの状態が、肥満にも関係していることがわかってきました。

その話をする前に、まず、細菌の分類の仕方について少しご紹介しましょう。

生物分類学では、細菌を「ドメイン→界→門→綱→目→科→属→種」という分類階級で分けます。

細菌は全部で80門ほどに分類されるのですが、腸内にいる細菌は、以下の4門が90％以上を占めています。

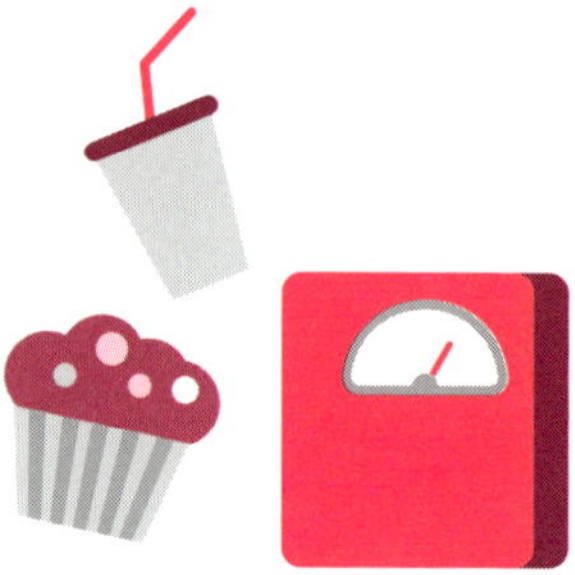

バクテロイデス門……日和見菌
フィルミクテス門……日和見菌
アクチノバクテリア門…善玉菌（発酵菌）
プロテオバクテリア門…悪玉菌（腐敗菌）

また、成人の腸内細菌の多くは、日和見菌の「バクテロイデス門」か「フィルミクテス門」です。

このうち、肥満の人の腸内にはフィルミクテス（ファーミキューテス）門の細菌が多く、バクテロイデス門の細菌が少ないことがわかっています。

フィルミクテス門の細菌は、食事から吸収するエネルギー量を増やす作用があるといわれています。そのため、フィルテミクス門が腸内にたくさんあると、普通なら消化できない食物繊維も分解し、栄養素とエネルギーを過剰に吸収してしまいます。このことから肥満に結びつきやすく、「太らせ菌」とも呼ばれています。

一方、バクテロイデス門の細菌は、食べものを分解して栄養やエネルギーに変換する働きが強い細菌群なので、「やせ菌」と呼ばれています。「やせ菌」が糖質や食物繊維を分解してつくり出す短鎖脂肪酸は、脂肪細胞に働きかけて脂肪の取りこみを阻止すると同時に、筋肉に作用し脂肪を燃焼させる働きがあります。やせている人の腸内は「やせ菌」が優勢で、少々食べすぎてしまっても、太りにくい腸になっているわけです。

こうしてみると、太るか太らないかは、食事からのエネルギー摂取量だけではなく、腸内細菌にも影響を受けるということがわかりますよね。同じものを食べても太る人と太らない人がいるのは、腸内細菌の差があるかもしれません。

では、なぜ「太らせ菌」が多い人とそうでない人がいるのでしょうか？

すでにお話ししたように、生まれたばかりの赤ちゃんは無菌状態。母親やまわりの環境から細菌に暴露され、さらに大きくなってからは食事や生活習慣に影響を受けて、自分オリジナルの腸内フローラをつくっていきます。

このとき、もしまわりに「太らせ菌」をたくさん持っている肥満体質の人がいたとしたら、その赤ちゃんも将来、太りやすい体質になってしまうかもしれません。

とはいえ、人の腸内細菌にもっとも大きな影響を与えるのは、成人期になるまでの食生活です。

低脂肪で食物繊維の多い食事が「やせ菌」であるバクテロイデス門の細菌を増やしたり、高脂肪食だと「太らせ菌」であるフィルテミクス門の細菌を増やすことがわかってきています。

「太らせ菌」と「やせ菌」は、そのバランスには個人差がありますが、ほとんどすべての人の腸内に存在します。

ですから、太るのを気にして健康を損ないかねない無茶なダイエットをするより、「やせ菌」を増やすように心がけましょう。

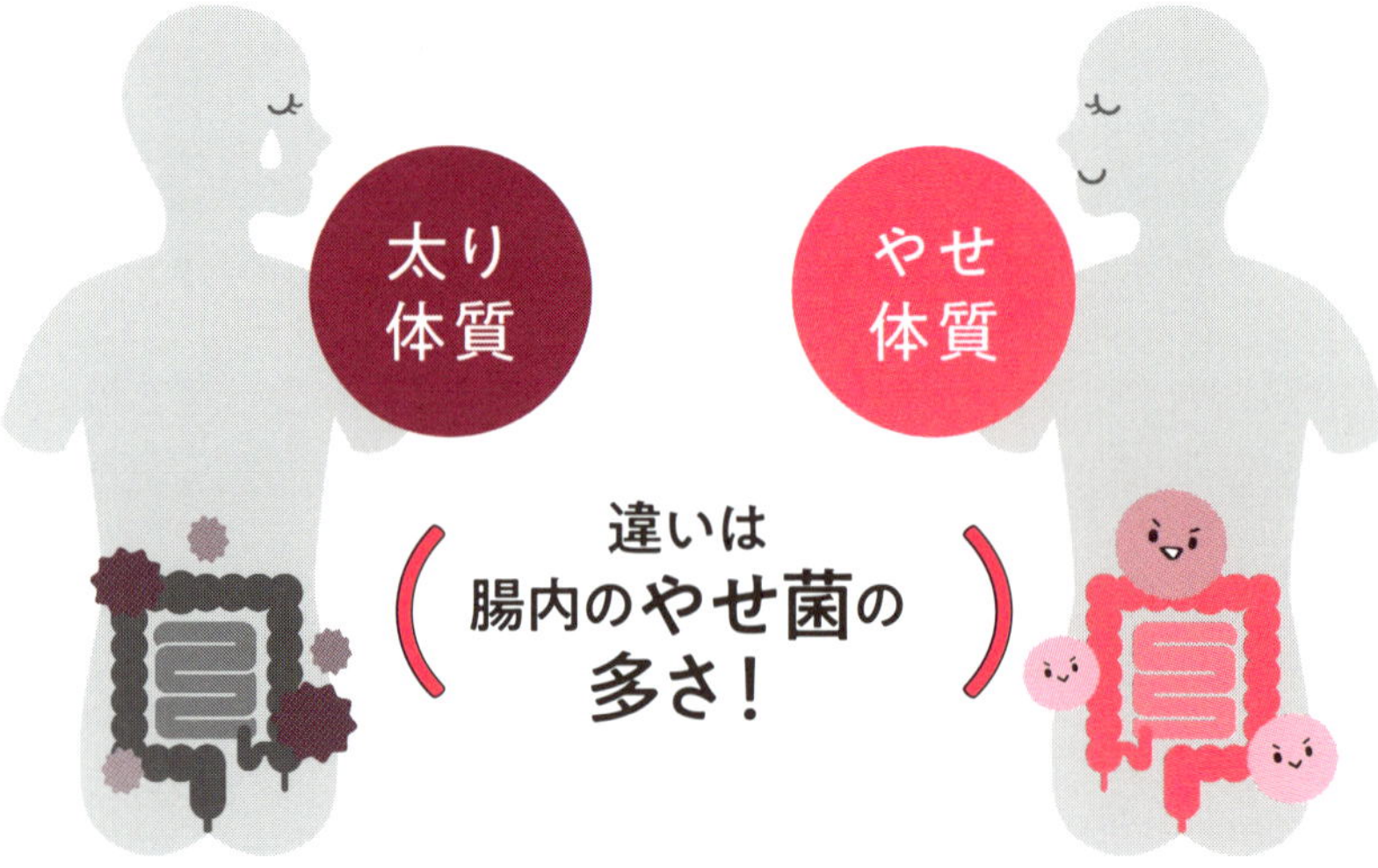
太り
体質
やせ
体質
違いは
腸内のやせ菌の
多さ！

ん持っている肥満体質の人がいたとしたら、その赤ちゃんも将来、太りやすい体質になってしまうかもしれません。

とはいえ、人の腸内細菌にもっとも大きな影響を与えるのは、成人期になるまでの食生活です。

低脂肪で食物繊維の多い食事が「やせ菌」であるバクテロイデス門の細菌を増やしたり、高脂肪食だと「太らせ菌」であるフィルテミクス門の細菌を増やすことがわかってきています。

「太らせ菌」と「やせ菌」は、そのバランスには個人差がありますが、ほとんどすべての人の腸内に存在します。

ですから、太るのを気にして健康を損ないかねない無茶なダイエットをするより、「やせ菌」を増やすように心がけましょう。

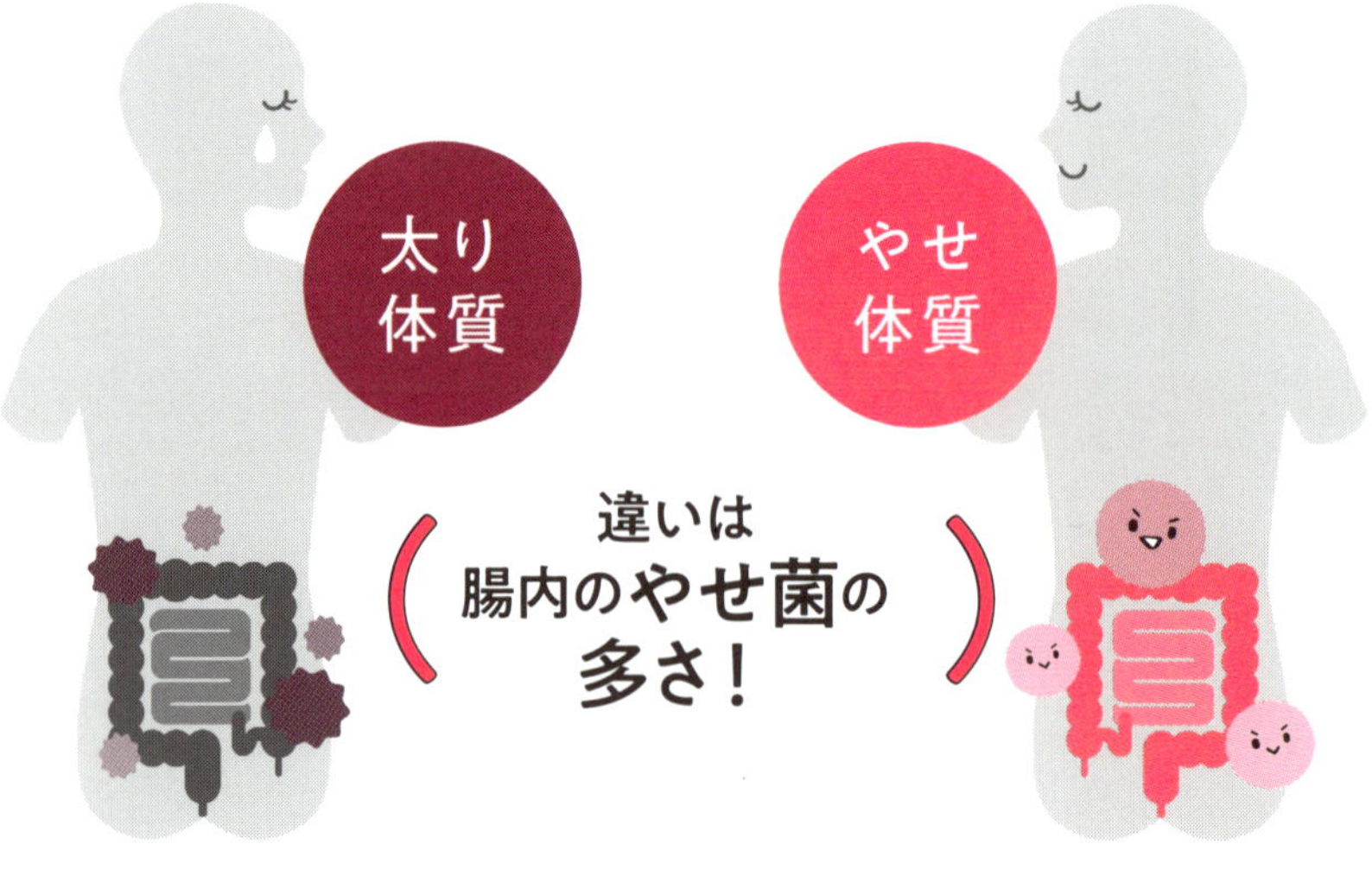
太り
体質
やせ
体質
違いは
腸内のやせ菌の
多さ！

腸内にいる主な細菌と理想的な割合

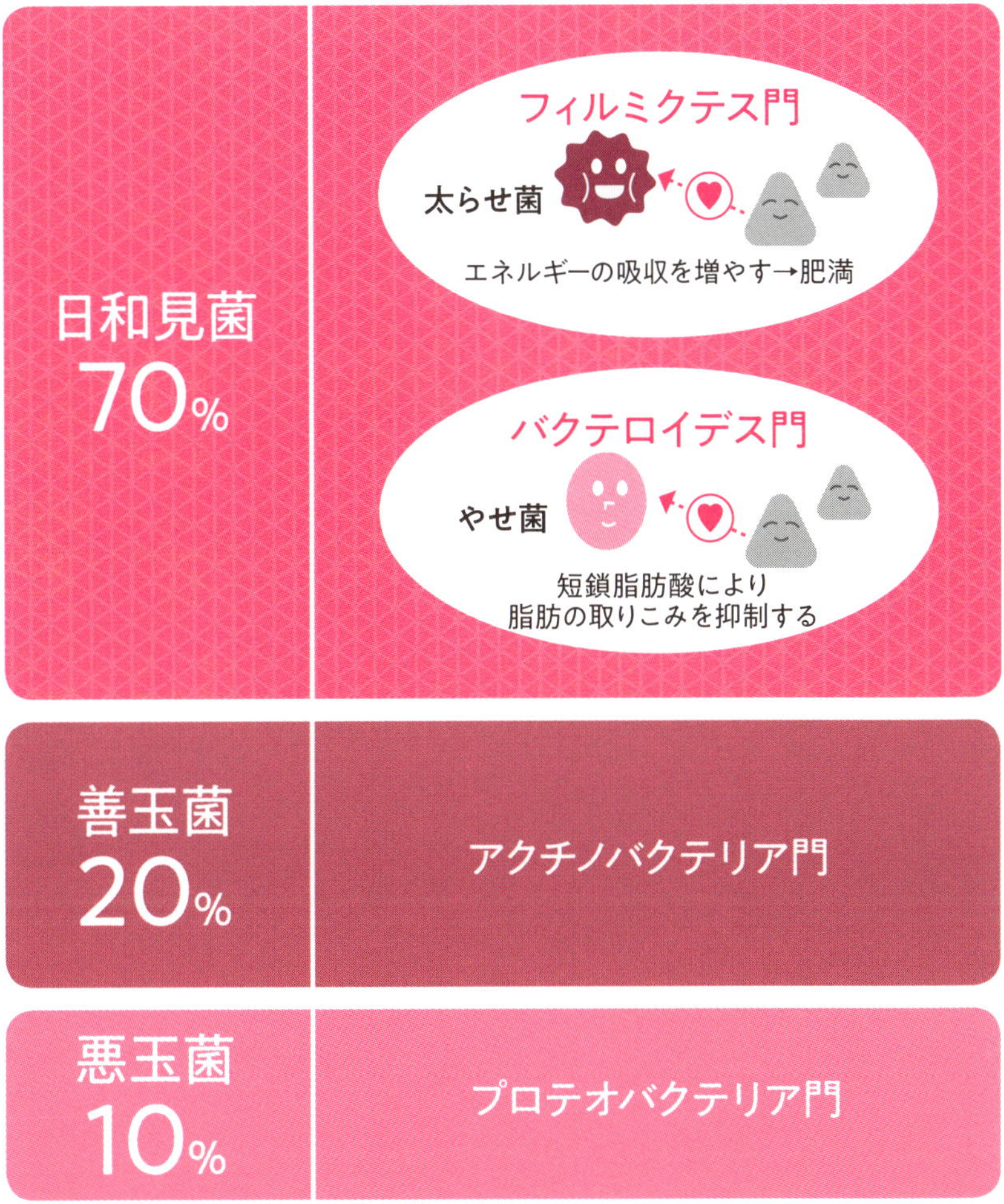
日和見菌
70%
フィルミクテス門
太らせ菌
エネルギーの吸収を増やす→肥満
バクテロイデス門
やせ菌
短鎖脂肪酸により
脂肪の取りこみを抑制する
善玉菌
20%
アクチノバクテリア門
悪玉菌
10%
プロテオバクテリア門

その他の真正細菌 + 古い細菌門

「太らせ菌」が増えると糖尿病になりやすい!?

肥満は糖尿病や高血圧、脂質異常症など、ほとんどの生活習慣病の入り口です。そのため、健康診断の数値を見るたび、「太った・やせた」、「体脂肪率が上がった・下がった」と一喜一憂している人も多いのではないでしょうか？

では、なぜ太ると生活習慣病につながるのでしょう？　太ると脂肪が増え、脂肪細胞が脂肪を蓄えて大きくなったり、数が増えたりしますが、近年の研究で、脂肪細胞は単なる「脂肪の貯蔵庫」というだけでなく、さまざまな生理活性物質を分泌する「内分泌器官」としての役割も果たしていることがわかっています。

たとえば、健康な人の脂肪細胞からは、レプチンと呼ばれる食欲を抑制するホルモンや、アディポネクチンと呼ばれる動脈硬化や炎症を抑える働きをする善玉の生理活性物質が分泌されています。ところが、太ると善玉のアディポネクチンの分泌が減少したり、炎症を引き起こして動脈硬化を悪化させるさまざまな悪玉の生理活性物質が分泌されます。また、食欲を抑えるレプチンの働きが弱くなることもわかっています。代表的な生活習慣病である2型糖尿病は、血糖値を下げるホルモン＝インスリンが分泌されなくなるか、インスリンの効きが悪くなり（インスリン抵抗性）、血糖値のコントロールができなくなる病気です。高血糖状態が続くと、酸化ストレスや慢性の炎症を引き起こし、動脈硬化が進み、血管を中心に全身に悪影響を及ぼします。その結果、糖尿病性網膜症・腎症・神経症といった3大合併症をはじめとして、心筋梗塞や脳梗塞などの多くの疾患の危険因子となっています（表参照）。日本人の成人の4人に1人が糖尿病かその予備群だといわれていますから、決して他人ごとではありません。

先ほどお話したように、「やせ菌」であるバクテロイデス門の細菌は、食物繊維を分解し、短鎖脂肪酸という物質を産生します。この短鎖脂肪酸には、脂肪細胞が脂肪をためこもうとするのを阻止し、肥満を防ぐ働きがあります。また、短鎖脂肪酸にはインスリンの分泌を促して血糖を下げる効果を持つホルモンの一種、インクレチンの分泌を腸管の細胞で促進する働きもあります。従って、腸内環境をよくすることは、肥満を予防・改善するとともに、糖尿病を予防することにつながるというわけです。

2型糖尿病の合併症

糖尿病3大合併症
細い血管の障害

- 網膜症
- 腎症
- 神経障害

大きな血管の合併症

- 脳梗塞
- 心筋梗塞・狭心症
- 閉塞性動脈硬化症

その他の合併症

- 歯周病
- 胆石症
- 易感染性・白内障

アレルギーや関節リウマチの影に、腸内環境の異変!?

アトピー性皮膚炎や花粉症、食物アレルギーや気管支ぜんそくなどのアレルギー疾患や、関節リウマチなどの自己免疫疾患に悩む人は、2005年では日本人の約3人に1人でしたが、2011年時点では約2人に1人にまで急増しています。

体を守るための免疫システムが暴走し、本来なら攻撃する必要のないものまで攻撃したり、自分自身を異物と誤認して過剰に攻撃するという「異常」が、現代人を苦しめているわけです。

この「異常」が起こる背景に、腸内細菌のさまざまな変化があることがわかってきました。

その1つが、腸内の悪玉菌の増殖です。

腸管粘膜は、病原体や有害物質が体内に侵入するのを防ぐ「フィルター」の役割を果たしています。悪玉菌が増殖して腸内にガスがたまると、腸が膨らんだり縮んだりして、腸管粘膜の細胞がダメージを受けてフィルター機能を果たせなくなり感染症リスクが高まるということは、すでにご紹介しました。

このようにフィルター機能が壊れた状態を、**「リーキーガット症候群(腸漏れ)」**と呼びます。

リーキーガット症候群になると、病原菌とともにアレルギーの原因物質(アレルゲン)がそのまま体内に入ってしまいます。すると、さまざまなアレルギー疾患や自己免疫疾患を発症しやすくなります。

もう1つ、アレルギーを招く要因として注目されているのが、「クロストリジウム属細菌」という腸内細菌の仲間です。

DNAを解析する技術の進化によって、重症なアレルギーに悩む人の腸内では、このクロストリジウム属細菌が減少していることがわかってきました(※)。では、クロストリジウム属細菌は、どんな細菌なのでしょう?

免疫細胞の中には、ひたすらアレルゲンに攻撃をするタイプもいれば、「まあまあ、落ち着いて」と過剰な攻撃にブレーキをかける「なだめ役」の免疫細胞もいます。

この免疫細胞(制御性T細胞)は、クロストリジウム属細菌の働きによって腸内で増殖します。クロストリジウム属細菌が腸内の食物繊維を食べると「酪酸」という短鎖脂肪酸を放出します。この酪酸が腸管粘膜の中にいる免疫細胞に「まあまあ、落ち着いて」と伝えると、それまで「攻撃役」だった免疫細胞が「なだめ役」に変身します。

免疫細胞の暴走は、「なだめ役」が減少することが一因になっている可能性があるというわけです。

このように、免疫機能の制御には腸内細菌と食物繊維が重要な役割を果たしています。ところが、食の欧米化や偏った食生活などによって日本人の食物繊維の摂取量は減少しています。生活習慣病やアレルギーの増加は、そんな私たち日本人への警告なのかもしれません。

※出典:Atarashi K, et al. Induction of colonic regulatory T cells by indigenous Clostridium species. Science. 2011

腸内細菌の種類が少ないと、大腸がんや乳がんのリスク上昇！

悪玉菌と善玉菌は、言葉だけを聞くと常に勢力争いをしている敵同士のイメージです。しかし、実際には互いに影響しあい、助け合いながら生きています。そのため、1種類だけを取り出しても本来の働きをしないことがよくあります。腸内フローラは、善玉菌・悪玉菌・日和見菌のバランスがよいだけでなく、**腸内細菌のバリエーションが豊富なことも重要**なのです。

外界には体内の常在菌とは比べものにならないほど多くの種類の微生物が存在します。その中には、非常に強い力を持つ凶暴な病原菌やウイルスもいて、いつ、どんな種類が襲ってくるかわかりません。

それらに対抗するためには、より多くの種類の腸内細菌がいて、よりさまざまな分解産物・代謝物を産生してくれる腸内環境をつくっておいたほうが有利です。

実際、腸内細菌のバリエーションが豊富な人ほど、婦人科系のがんや大腸がんのリスクが低いというデータもあります。

たとえば、乳がんや子宮がんの発症には、女性ホルモン・エストロゲンが関わっていることがわかっています。エストロゲンは受容体物質と結合することで、がん細胞を増殖させるスイッチが入るため、エストロゲンが増えすぎるとがん細胞が増殖しやすくなるというわけです。

腸内細菌の中にはエストロゲンを分解する細菌がいて、女性ホルモンのバランスをコントロールする働きをしているのですが、乳がん患者の腸内は腸内細菌の多様性が失われた状態「ディスバイオイシス」になっており、エストロゲンを分解する細菌も減っていることがわかっています(※1)。

日本で一番多い大腸がんに関しても、**発症初期に関わる腸内細菌が特定**され、注目されています。

大腸がんの研究で腸内細菌が注目されるようになったのは、2012年。大腸がんの患者の便中には歯周病の原因菌として知られるフソバクテリウム・ヌクレアタムが多く存在することがわかり、大きな話題となりました。

そんな中、国立がん研究センターの研究チームが、大腸がんの発症初期段階とすでに進行がんに発展した段階とでは、腸内細菌の種類が大きく異なることを突き止めました。そしてついに、初期段階だけ増える腸内細菌として、アトポビウム・パルブルムやアクチノマイセス・オドントリティカスが特定されたのです(※2)。

他にも、一般的によく知られているビフィズス菌が発症初期に減少していることも確認され、がんの進行度は、腸内細菌や腸内細菌がつくる代謝物の種類や量と非常に深い関係があることが指摘されています。この研究成果をがん検診に活用することで、大腸がんの早期発見や予防・治療が可能になると期待されています。

※1出典：Fuhrman BJ, et al. Associations of the fecal microbiome with urinary estrogens and estrogen metabolites in postmenopausal women. J Clin Endocrinol Metab. 2014
※2出典:Yachida S et al：Metagenomic and metabolomic analyses reveal distinct stage-specific phenotypes of the gut microbiota in colorectal cancer. Nat Med, 25：968–976, 2019

悪玉菌の毒素が脂肪肝をつくり、肝臓がんを招く

「沈黙の臓器」といわれる肝臓には、大きく分けて3つの働きがあります。

1つは、タンパク質の合成。2つ目は、中性脂肪の消化や吸収を助ける胆汁をつくること。3つ目はアルコールをはじめ、防腐剤などの食品添加物、薬などを分解して無毒化し、体の外に排出することです。

体外から入ってきたものだけでなく、体内で発生する有害物質も分解・排出するため、いつも大忙し。1年365日もくもくと働き続けていますが、油っこい食事やアルコールを摂りすぎると処理しきれなくなり、脂肪肝の原因になります。

長い間、肝臓がんはB型肝炎やC型肝炎といった肝炎ウイルスが主な原因でした。

しかし、肝炎ウイルスに対する治療が進歩したことにより、B型・C型肝炎は減少傾向にあります。その代わりに、脂肪肝から肝硬変になり、肝臓がんへと進行していくケースが増えています。

中でも、アルコールの過剰摂取が原因ではない「非アルコール性脂肪肝炎(NASH)」は、5

～20％の人が肝硬変へと進み、やがて肝臓がんを発症するといわれています。

この非アルコール性脂肪肝炎の発症には、肥満や糖尿病、脂質異常症、高血圧といった生活習慣病が関わっています。

しかし最近になって、腸内の悪玉菌が出す内毒素ＬＰＳ（リポポリサッカライド）も関与している可能性があることがわかってきました。

他にも、腸内細菌と肝臓がんの関係を示す研究報告はいくつもあります。

たとえば、日本のがん研究会有明病院の研究グループが外来や健診で病院を訪れた人から便を集めて腸内フローラを調べた結果、がんを引き起こす新種の悪玉菌を発見しています。病院の名前から「アリアケ菌」と名づけられたこの菌は、「二次胆汁酸」という発がん性の有害物質をつくり出し、これが、肝臓がんや大腸がんを引き起こす要因になることも報告されています（※）。

腸から吸収された栄養素は門脈という血管を通って肝臓へ届けられるため、腸と肝臓には密接な関わりがあります。

たとえば、体外から入ってくる有害物質を腸管粘膜でしっかりブロックしていれば、肝臓の負担が減りますが、悪玉菌が増えて腸内環境が悪化すると、肝臓の負担が増えて処理しきれなくなってしまいます。

つまり、腸内環境を良好な状態に保つことは、働きすぎて弱ってしまいがちな肝臓をサポートすることにつながるわけです。

がんへと進行する脂肪肝を防ぐためには、アルコールや脂肪の摂りすぎには十分に注意したいものです。しかし同時に、腸内環境をしっかりと整えておくように心がけましょう。

※出典：Yoshimoto S, et al. Obesity-induced gut microbial metabolite promotes liver cancer through senescence secretome. Nature. 2014

女性や働き盛りの人、受験生たちに急増中。過敏性腸症候群とは？

「大事な会議やプレゼン前に限ってお腹がゴロゴロする」、ということはありませんか？「旅行先では必ず便秘になる」という人も少なくありません。

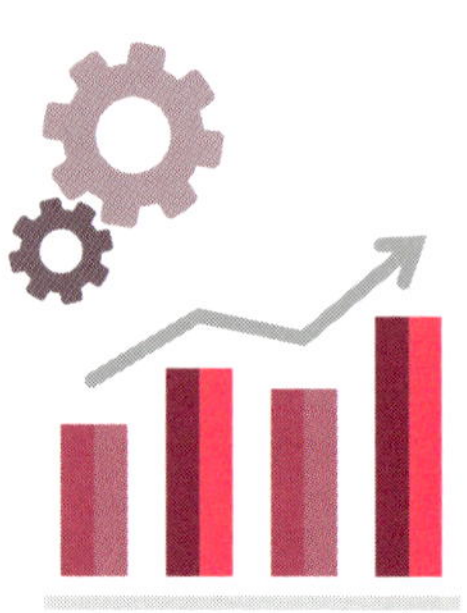

「過敏性腸症候群」は腫瘍や炎症などの異常がないにも関わらず、腹痛・膨満感などの不快感、下痢、便秘などの症状が数カ月以上続く病気です。20～40代の若い世代に多く、最近では受験などでストレスを抱える10代にも増えています。

過敏性腸症候群の詳しいメカニズムはまだはっきりとは解明されていません。しかし、精神的ストレスで自律神経のバランスが乱れ、排便リズムがくずれることが大きな要因ではないかと指摘されています。

また、最近では「幸せホルモン」と呼ばれる神経伝達物質セロトニンが深く関わっていることもわかってきました。

精神的ストレスを感じると、脳から腸へ信号が送られ、腸の粘膜からセロトニンが分泌されます。このセロトニンの作用によって腸の運動に異常をきたし、下痢や便秘、腹痛などを引き起こすのではないかと考えられています（イラスト参照）。

決して命に関わる病気ではありませんが、急にトイレに行きたくなるなど日常生活に支障が生じてくると、生活の質（Quality of Life：QOL）が著しく損なわれてしまいます。

ストレスイベントが去ると治ってしまうことも多いのですが、長引く場合は消化器の専門医に相談しましょう。いずれにせよ、薬では一時的に症状を緩和することしかできません。

リラックスできる時間を持つなど、ストレスをうまくコントロールするとともに、正常な排便習慣を取り戻せるよう、腸内環境を整える工夫をすることも大切です。

過敏性腸症候群が起こるしくみ

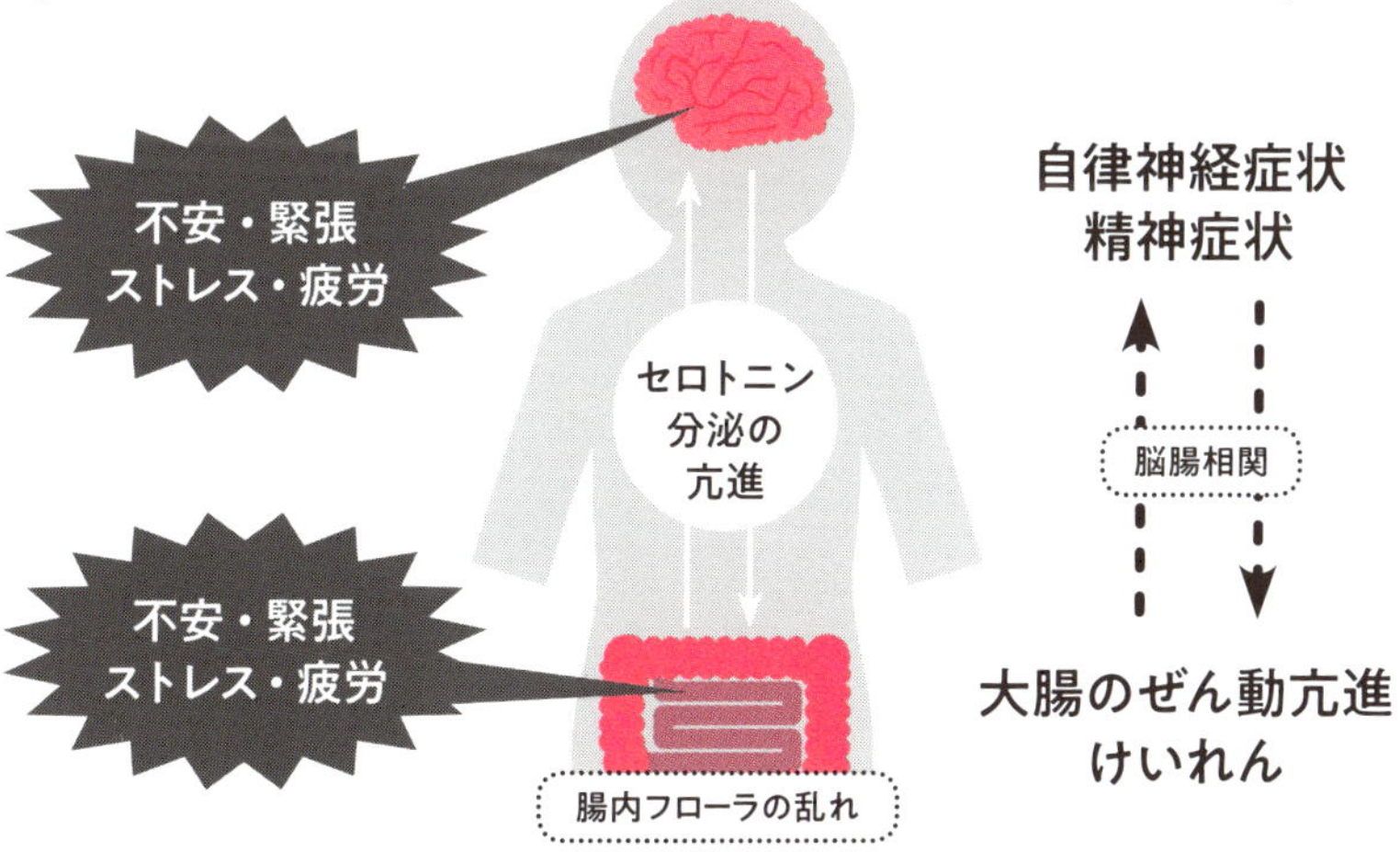

認知症の人は「やせ菌」が減少している！

うつ病の人は下痢や便秘を抱えているケースが多く、腸内の善玉菌であるビフィズス菌や乳酸桿菌の数があきらかに少ないという研究結果が報告されています。また、前頁でご紹介した過敏性腸症候群も、うつ病の人のほうがそうでない人より発症率が高いことがわかっています。

うつ病になったから善玉菌が減るのか、善玉菌が少ないからうつ病になるのか、因果関係はまだよくわかっていない部分もあるのですが、「幸せホルモン」セロトニンの9割が腸内で生産されるという事実を考えれば、腸内環境を改善することが心の安定をもたらし、その結果としてうつ病の予防や改善につながることは大いに期待できそうです。

厚生労働省のデータによると、２０１２年の時点で65歳以上の７人に１人が認知症でしたが、その数は年々増加しており、２０２５年には５人に１人が認知症になると予測されています。年齢別に見ると高齢になるほど認知症になるリスクも高くなり、65～69歳ではわずか１・５％ですが、85歳では27％です。ここまでくると、もはや誰にとっても認知症は他人ごとではありません。認知症は脳梗塞や脳出血が原因となる脳血管型とアルツハイマー型があり、日本人に多いのはアルツハイマー型です。脳血管型の場合、早期発見して原因となっている脳血管疾患を治療することで回復する可能性がありますが、アルツハイマー型は進行性で病態が解明されていない部分も多く、一度発症すると薬である程度進行を遅らせることしかできません。超高齢社会に突入し、人生100年といわれている今、認知症を防ぐことは国家レベルでも私たち一人一人にとっても、非常に大きな課題なのです。

そのような中で、最近では認知症と腸内細菌の関連を示す研究報告が数多く見られるようになってきました。たとえば、国立長寿医療研究センターの研究グループは、もの忘れ外来を受診した患者さんの腸内フローラと認知症の関連について調査・分析しています。その結果、認知症の人の腸内フローラは、バクテロイデス門という細菌が少なく、その他の菌種が多い傾向があったそうです。また、バクテロイデス門の細菌が多い人は、そうでない人に比べ、認知症の傾向が10分の1と非常に低かったことも報告されています(※)。このような、腸内フローラの状態が、認知機能に関わるという知見は、認知症の治療や予防の新たな切り口になるのでは、と期待されています。

バクテロイデス門といえば、そうです。「やせ菌」として注目されている日和見菌です。つまり、「やせ菌」を増やして肥満対策をすることが、認知症対策にもなる可能性が示唆されたのです。

認知症はできるだけ早い段階から予防対策をスタートすることが望ましいとされています。少なくとも40歳をすぎたら「認知症なんて先のこと」、「まだ若いから大丈夫」などと思わず、腸内環境を整えてずっとキープしていくのが理想です。腸内環境を整えることは、長く充実した人生を送ることにつながるのです。

※出典：Saji N, et al. Analysis of the relationship between the gut microbiome and dementia: a cross-sectional study conducted in Japan. Sci Rep. 2019

肩こりや腰痛、猫背も腸内環境のせい!?

便秘や下痢が続くと、ストレスがたまりますよね。そのストレスが、肩こりや腰痛を悪化させる要因になっているのかも！

あなたは1日何時間くらい座っていますか？シドニー大学が2011年に発表した研究報告によれば、「平日に座っている時間」の世界20カ国平均は約5時間。日本人の平均は約7時間で、世界で一番座っている時間が長いのだそうです(※)。座りっぱなしの時間が長いと、筋肉が緊張して血流が悪くなり、肩こりや腰痛が生じやすくなります。ですから、デスクワークやパソコン作業のときはもちろん、家でテレビを観るときも、1時間に1回くらいはストレッチなどの軽い運動で筋肉の緊張をほぐすよう心がけたいものです。ただし、「ストレッチをしたり、整体やマッサージに通ってもなかなか改善されない」というときは、腸内環境にも注目してみましょう。座りっぱなしの生活は、腸にもよくありません。

運動不足で自律神経が乱れると、腸のぜん動運動がうまくいかなくなり、便秘や下痢になり

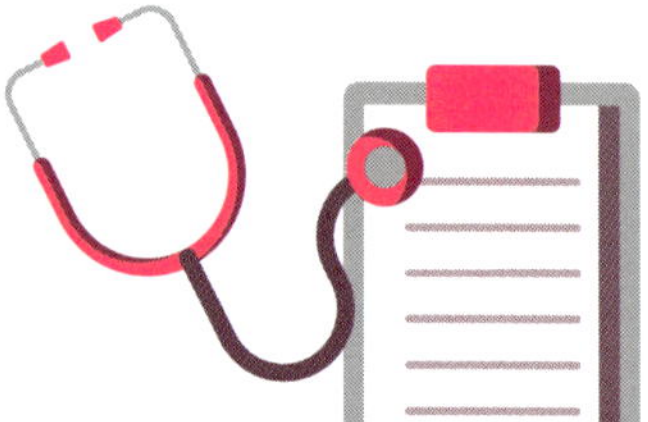

※出典:Bauman A, Ainsworth BE, Sallis JF,Hagströmer M, Craig CL, Bull FC, Pratt M,Venugopal K, Chau J, Sjöström M; IPS Group. Thedescriptive epidemiology of sitting. A 20-countrycomparison using the International PhysicalActivity Questionnaire (IPAQ). Am J Prev Med. 2011Aug;41(2):228-35.

やすくなります。その結果、腸内環境が悪化すると、腸内でつくられる「幸せホルモン」セロトニンが不足し、交感神経が興奮して筋肉が緊張しやすくなり、肩こりや腰痛を招いたり、悪化させたりする要因になってしまいます。つまり、座りっぱなしの時間が長いと、肩こり・腰痛と腸内環境悪化の悪循環に陥りやすくなる、というわけです。また、悪玉菌が増えて腸内にガスがたまると、お腹が張って苦しくなり、姿勢も悪くなりがちです。悪い姿勢がストレスを増幅させ、さらに腸内環境を悪化させてしまう可能性もあります。

便やガスは「横行結腸と下行結腸のつなぎ目」、「下行結腸」、「S状結腸」などにたまりやすいといわれています。姿勢を正し、つらいときはストレッチやマッサージなどで腸のぜん動運動をサポートするようにしましょう。

座りっぱなしの時間が長いとガスや便がたまって腸内環境が悪化しやすい

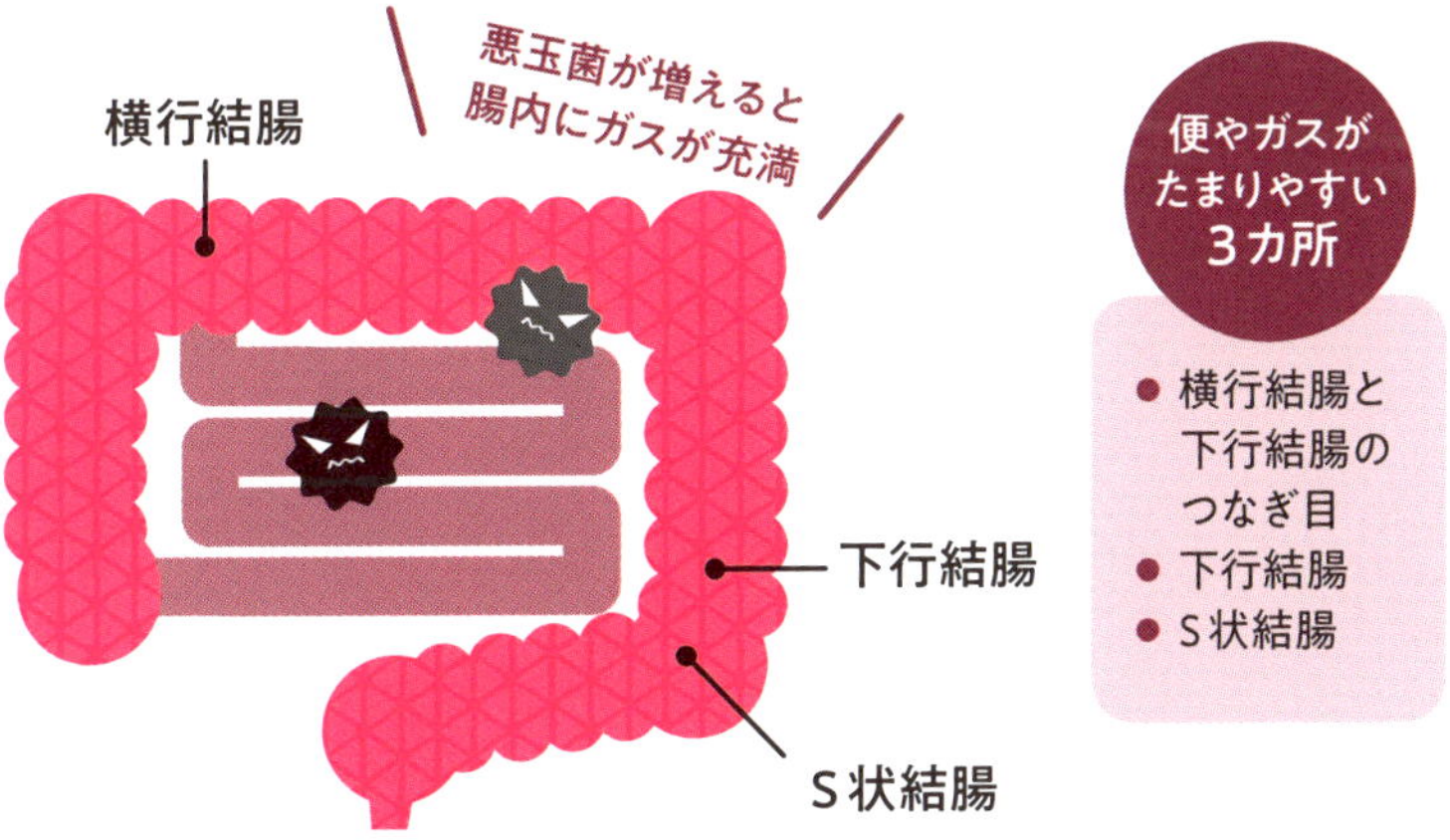

ニキビやくすみ、シミ・シワも腸内環境のせい？

「お腹の調子が悪いと、すぐに肌にあらわれる」ということはありませんか？

腸内環境が悪化すると、腸内では悪玉菌や日和見菌がつくり出すさまざまな有害物質が発生します。

その1つが悪玉菌がタンパク質を分解するときに発生する腐敗産物「フェノール類」。これが腸管から吸収されて肝臓を通り、全身をめぐっていきます。皮膚に到達して蓄積すると、表皮細胞にダメージを与えてくすみ、肌荒れ、ニキビなどを引き起こしていきます(※1)。

また、ホルモンバランスの乱れも肌に影響します。

女性ホルモン・エストロゲンには、コラーゲンをつくり、肌にツヤとハリ、潤いを与える働きがあることはよく知られていますよね。そこで、よく「エストロゲン不足を補うには、女性ホルモンと同様の働きをする大豆イソフラボンを摂取するとよい」といわれています。しかし、本当は、ただ摂取するだけではダメなのです。

腸内細菌は、大豆イソフラボンから「エクオール」という物質をつくります。これが、エストロゲンの代わりの働きをしてくれるのです。

ただし、エクオールを産生できる菌は限られており、エクオール産生菌を持っているかどうか、十分に持っているかには個人差があります。

大豆製品をよく食べる日本人は、あまり食べない欧米人よりエクオールを産生する力が高いといわれています。ところが、日本人の約4割はエクオールを産生する腸内細菌を十分に持っていません。

しかも、あまり大豆製品を食べない若い女性の場合、エクオールを産生する力は欧米人並みに低いといわれています（※2、次頁の上図参照）。

エクオール産生菌は主に大腸にすむ菌で、善玉菌である乳酸菌の1つ、ラクトコッカス20-92を含む約15種類が報告されています。

腸内フローラのバランスがよく、多様な乳酸菌があると、エクオールをつくる力も高くなります（次頁の上図参照）。

老化の原因であり、シミやシワをつくる酸化ストレスの元凶である「活性酸素」も、その90%は腸で発生するといわれています。つまり、肌の老化は腸からはじまるといっても過言ではありません。

たとえ、今はまだシミやシワとなってあらわれていなくても、腸内環境の悪化を放置していると、必要以上に老化を促進してしまう可能性があります。まだ若いからといって安心はできないのです。

お肌の調子や女性ホルモンのアンバランスが気になるときは、食生活に積極的に大豆製品を取り入れつつ、腸内環境を整えていきましょう。ステロイドホルモンやビタミンの産生に関わる善玉菌が増えていけば、お肌の調子もさらによ

※1出典：Iizuka R et al. Microbial Ecology in Health and Disease.2009.
※2出典：日本女性医学学会雑誌,20,2,313,332-2012 更年期と加齢のヘルスケア,7,1,26-31,2008

くなっていくはずです。

自分にエクオールを産生する力があるかどうかは、尿中エクオール検査で調べることができます。気になる人は、検査を扱っているクリニックを探してみましょう。最近は自分でできる検査キットも市販されています。

大豆食品を食べる頻度とエクオール産生能

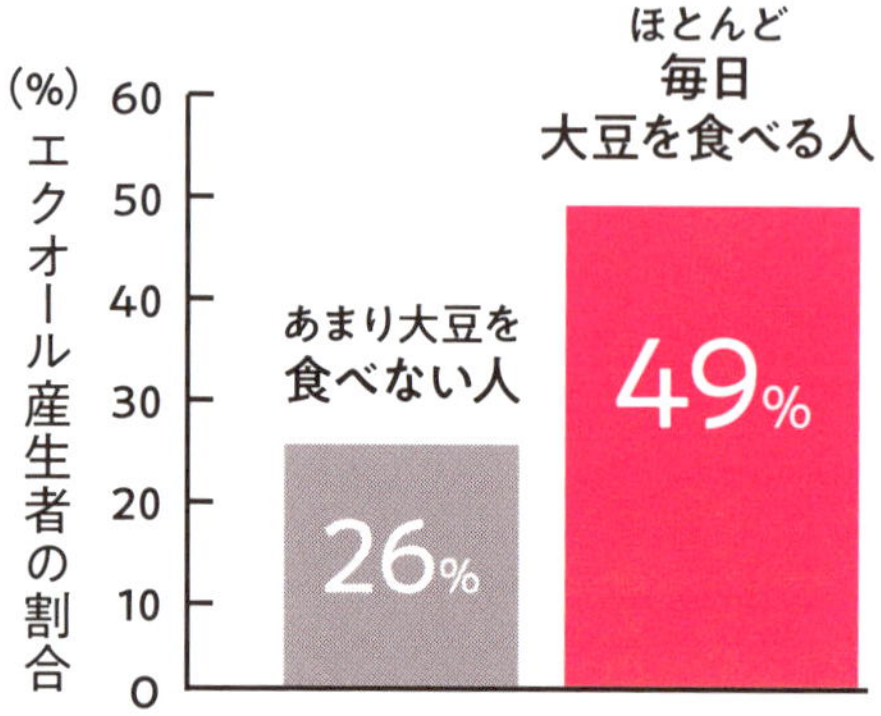

出典：Aso et.al.,J.Nutr. 140:1386S-13895S(2010) より改編

エクオールをつくれる人 つくれない人

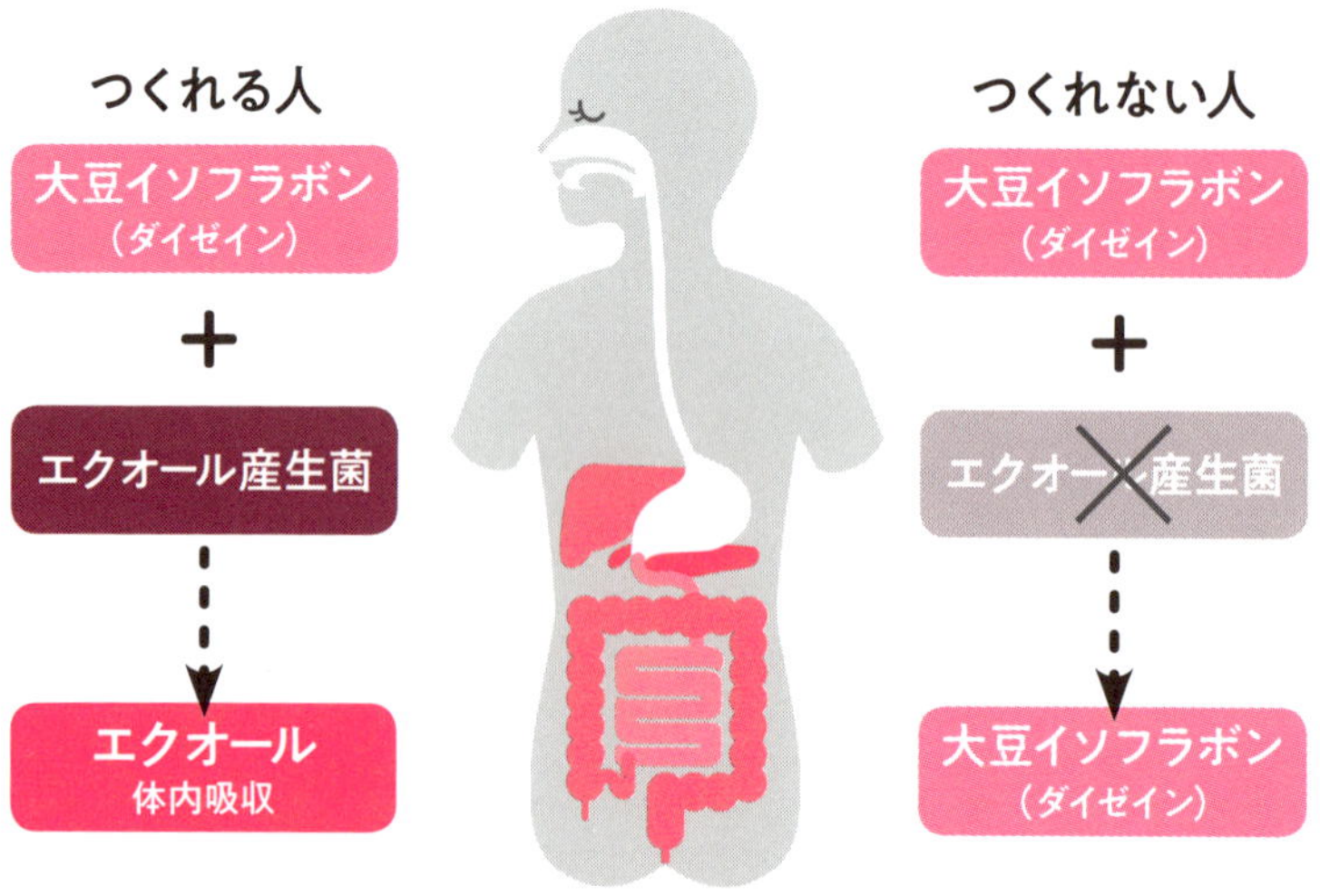

part 3

腸の不調を改善させる生活習慣

食事

空腹時間をつくって、腸のお掃除をしよう！

消化管のお掃除「MMC（伝播性消化管収縮運動）」をしっかりして、腸内環境を良好に保ちましょう。

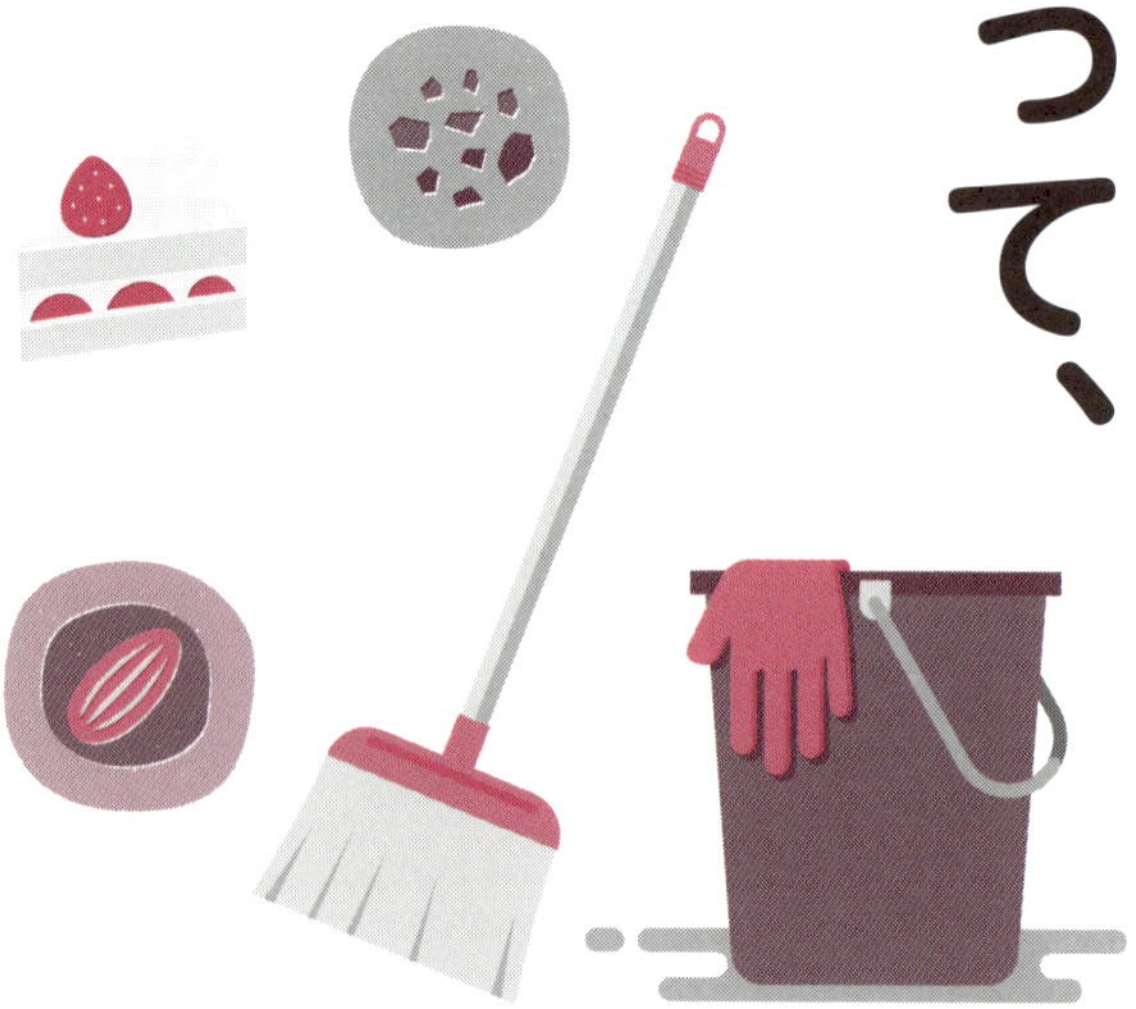

空腹時にお腹がグーッと鳴るのは、十二指腸から分泌される「モチリン」というホルモンが、胃腸をギューッと収縮させるからです。

では、なぜ、どんなタイミングで胃腸がギューッと収縮するのでしょう？

モチリンは、空腹時間や副交感神経が優位になっているリラックス時に分泌され、その血中濃度は90～120分周期で変動します。そして、血中濃度がピークに達したとき、胃や腸などの消化管運動を波打つように収縮させ、消化管にたまったさまざまな消化液を大腸に送りこんで、消化管をきれいにお掃除してくれます。

このモチリンによる消化管のお掃除を「MMC（伝播性消化管収縮運動）」と呼びます。

モチリンがしっかりと分泌され、お掃除タイムが定期的に訪れてくれないと、腸内環境が悪化してしまいます。そうならないようにするには、**モチリンが分泌される空腹時間をきちんとつくることが大切**です。

食後もダラダラ食べ続けたり、しょっちゅう間食をしたりしていると、空腹時間がつくれず、モチリンも順調に分泌されません。間食はできるだけ控えるのが理想ですが、どうしても我慢できないときは、「好きなものを少しだけ」食べるようにしましょう。

また、空腹時間がもっとも長くなるのは、睡眠中です。睡眠中は副交感神経が優位になるため、モチリンが周期的に放出されます。その結果、消化管のお掃除＝MMCが睡眠中に何度か繰り返されます。いわば、睡眠中は「腸の大掃除タイム」といえるでしょう。

夜寝る直前に食事をすると、満腹状態で眠りにつくことになり、「腸の大掃除」ができません。夕食はできるだけ早い時間にすませましょう。

睡眠時間は約7時間くらいとるのが理想です。夜は、良質な睡眠をとれるよう、室内の照明を落とし、ストレッチなどをしてリラックスして過ごしましょう。

睡眠中に腸の大掃除ができれば、翌朝のスムーズなお通じにもつながります。

狂った体内時計を朝食でリセット

地球で生きる生物は、太陽が昇っては沈む1日約24時間周期の体内リズムで時を刻む体内時計を持っています。といっても、体内にある時計は1つだけではありません。メイン時計の他にも、心臓や肝臓などの臓器、筋肉や皮膚などの各臓器にサブ時計が備わっていて、メイン時計と共鳴しながら動いています。

メインとなる時計はちょうど目の奥のあたり、脳の視床下部にある「視交叉上核《しこうさじょうかく》」というところにあります。そして、目の網膜で朝の明るく強い光を浴びると、睡眠ホルモンであるメラトニンの分泌が抑制されて体が覚醒し、夕方になって暗くなるとメラトニンの分泌が活発になって眠くなるようにできています。そして、朝の光を浴びると、不規則な生活で狂った体内時計をリセットすることができます。

それでは、たくさんあるサブ時計のリズムを調整し、リセットするにはどうしたらよいのでしょう？　サブ時計は基本的にはメイン時計に従って動いていますが、直接光でリセットされるわけではなく、食事などによりリセットされることがわかっています。そこで重要なのが、

「朝食をとること」です。さまざまな研究で、睡眠という長い絶食時間を経た後で最初に食べる食事、つまり朝食の刺激が、サブ時計をリセットするうえでもっとも重要だということがわかっています。ですから、たとえ夕食が夜遅くなったとしても、朝食は抜かないこと。それも、コーヒーとパンだけ、ヨーグルトだけ、という軽い食事より、ガッツリと朝食をとるほうが、体内時計のリセット効果が高いことがわかっています。また、1日の3食のうち、「夕食にウエートを置くと体内時計が夜型になりやすく、太りやすい」、反対に「朝食にウエートを置くと、体内時計をしっかりリセットでき、抗肥満効果もある」という研究報告もあります（※）。

体内時計を整えるだけでなく、肥満を予防するためにも、しっかり朝食をとりましょう。

そして、朝食を食べた時間を起点として、1日3食規則正しく食事をとるようにすると、腸の体内時計のリズムも整い、前述の「消化管のお掃除システム＝ＭＭＣ（伝播性消化管収縮運動）」が正常に働くようになり、腸内フローラをきれいに保つことができるというわけです。

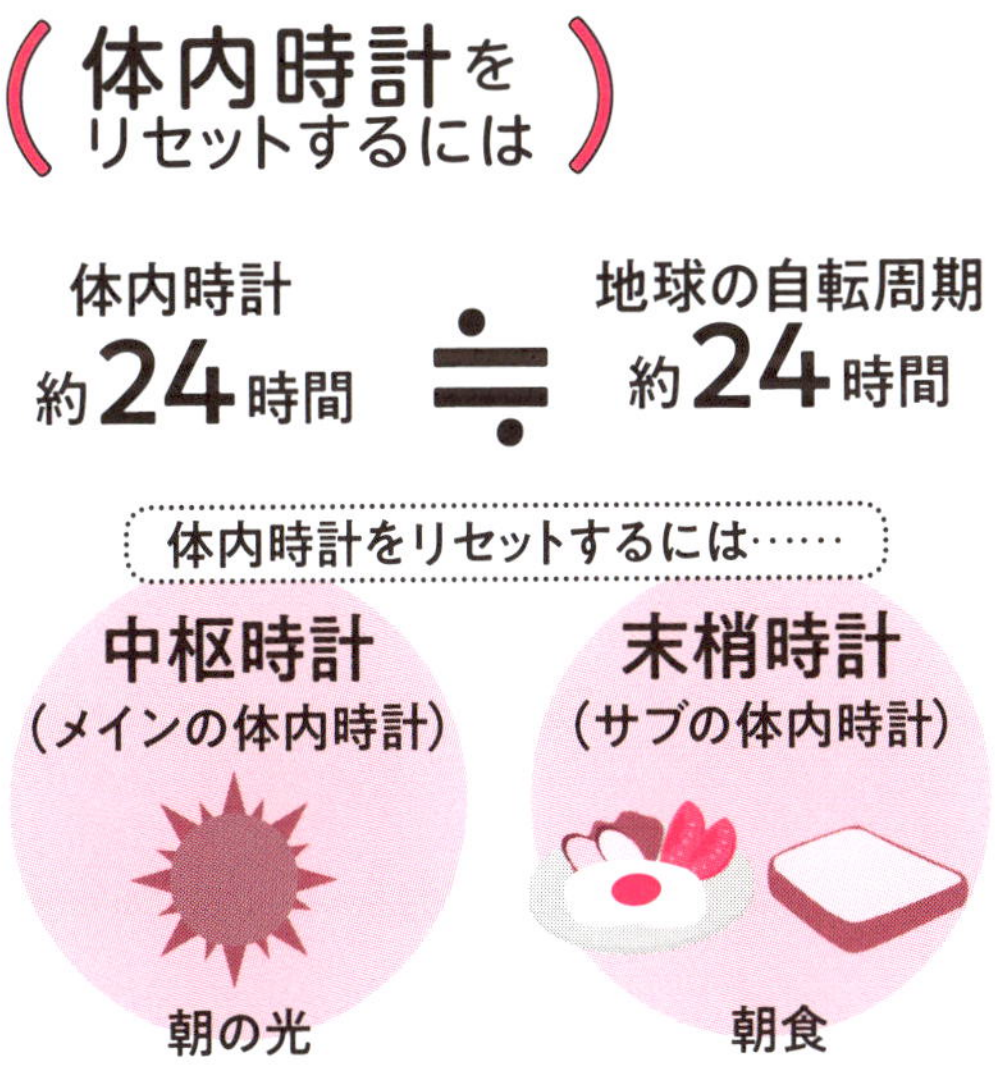

※出典：Bray MS, et al. Time-of-day-dependent dietary fat consumption influences multiple cardiometabolic syndrome parameters in mice. Int J Obes (Lond). 2010

忙しい人ほど、朝1杯の白湯。水は不調に合わせて選ぼう！

腸は私たちが眠っている間も働いています。朝には消化吸収を終えて休んでいます。

そのままバタバタと朝の準備をして出かける、というのが便秘になりやすい典型的なパターンです。

そこで、朝、目が覚めたらコップ1杯の白湯で腸を目覚めさせましょう。すると、腸のぜん動運動のスイッチが入り、スムーズな排便につながります。

ポイントは、一気に飲むことです。勢いよく飲んだほうが腸への刺激になります。

便秘のときは「硬水」、下痢や軟便のときは「軟水」と、腸の状態に合わせて水を選ぶようにするのがおすすめです。

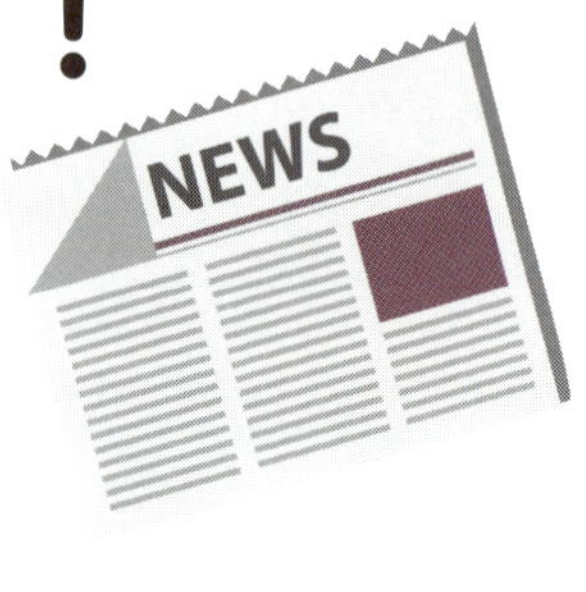

硬水は、ミネラル分が多く、体への浸透圧が高いため、水分を吸収・保持しやすくなりますから、便秘で硬くなりがちな便の水分量を増やすには軟水より向いています。ただし、便秘が解消されてもなお硬水を飲み続けていると、軟便になる可能性があります。お腹と便の調子を見ながら選ぶようにしましょう。

同じ理由で、軟便や下痢で弱っている腸には、ミネラル分が少なくやわらかい口あたりの水を選ぶようにしてください。

市販の便秘薬は、効果は大きくても刺激が強すぎたり、依存性があるものが多いため、長期的に使用するのはよくない場合もあります。また、漢方薬は一見体によさそうですが、本来は、漢方医がその人の全身状態をきちんと診て処方するべきものですから、市販薬を乱用すると体の他の不調を招いてしまうことがあります。

それより、腸内環境を整えるための食事と運動、そして、朝1杯の白湯です。それでも解消されずつらい場合は、便秘だけでなく他の病気が隠れている可能性があるかもしれませんので、専門医を受診しましょう。

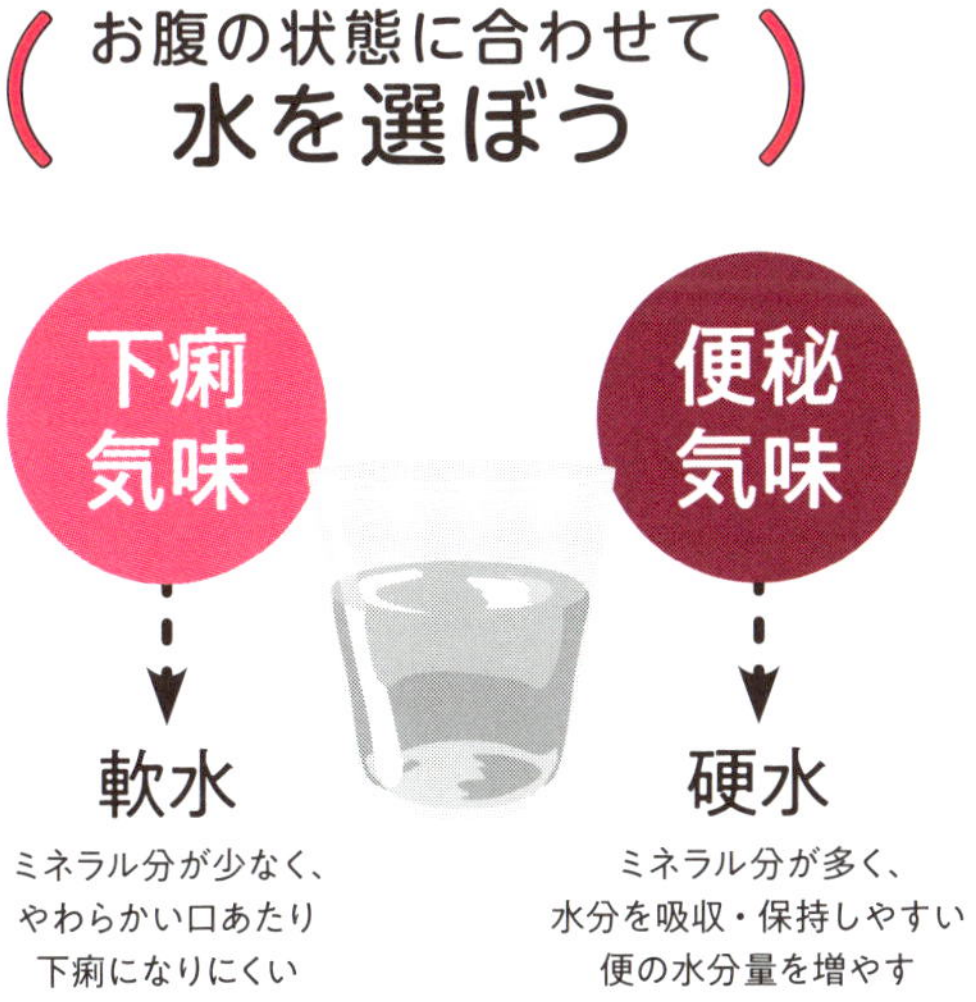
お腹の状態に合わせて
水を選ぼう
下痢気味
軟水
ミネラル分が少なく、
やわらかい口あたり
下痢になりにくい
便秘気味
硬水
ミネラル分が多く、
水分を吸収・保持しやすい
便の水分量を増やす

「健康によい」といわれる食事ではなく、自分の腸能力に合った食事を！

食事をするとき、あなたはどんなことに気をつけていますか？

「栄養が偏っていないか」、「太らないか」、「脂質や糖質を摂りすぎていないか」と気にしている人も多いでしょう。

「ヨーグルトがよい」、「食物繊維がよい」、「玄米食がよい」、「野菜中心の食事がよい」など、世の中には健康によいといわれる食の情報があふれていますから、「できるだけ健康によいものを」と、気をつかっている人も多いでしょう。

しかし、これらはあくまでも「一般的な情報」、「万人向けの情報」であって、必ずしもあなたの体や腸の状態に合っているとは限りません。

たとえば、牛乳やヨーグルトを食べるとお腹がゴロゴロするという人は、「乳糖不耐」といって乳糖をうまく消化できていないのかもしれません。たとえ牛乳やヨーグルトが大好きで健康によいといわれていても、あなたには合っていない食べもの、ということになります。

健康によいといわれる玄米も、食物繊維が多く消化しにくい食べものです。人によっては便秘や下痢を招く原因になることもあります。

腸管粘膜の健康状態や免疫レベル、持病や病気の既往歴、服用している薬も人それぞれです。

腸の健康を考えるなら、**「自分の腸の能力に合っているか」**とお腹の調子を見ながら食べることが大切なのです。

近年、「腸内環境によかれと思って何年も食べ続けてきたものが、腸をいじめていた」というケースが増えています。その代表的な例が、**「小腸内細菌増殖症（SIBO）」**です。

本来、小腸は大腸に比べて細菌が少ないはずです。SIBOとは、大腸にいるべき細菌が小腸内で大増殖してしまい、小腸内がガスで充満してしまった結果起こるさまざまな不快症状の総称です。前章でもご紹介した「リーキーガッド症候群」もその1つです。


SIBOはまだ日本では認知度が低く、日本の保険診療ではほとんど着目されていません。一部のクリニックで自由診療が行われているのみです。ただ、実際には過敏性腸症候群（IBS）の約8割がSIBOを併発しているという報告もあります。また、SIBOは逆流性食道炎の原因になることもあります。慢性的なお腹の不調があり、過敏性腸症候群や逆流性食道炎と診断され、治療を受けてもなかなか改善されない場合は、SIBOを疑ってみましょう。

SIBOの主な症状

- お腹にガスがたまる
- オナラが多い
- 腹痛
- 慢性的な便秘、下痢
- お腹がゴロゴロする
- げっぷ、胸焼け、吐き気
- 食物アレルギー
- 慢性疲労
- 睡眠障害　など

腸内細菌が喜ぶ食事、腸内細菌の種類を増やす食事とは？

腸の免疫力は、腸内細菌のバランスだけでなく、多様性で決まります。

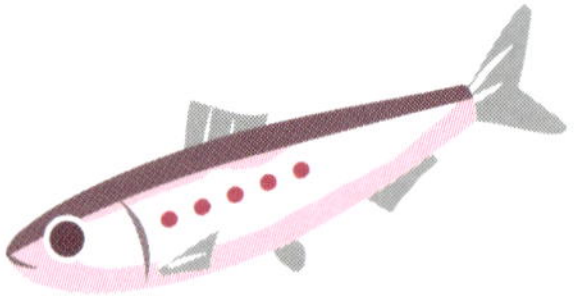

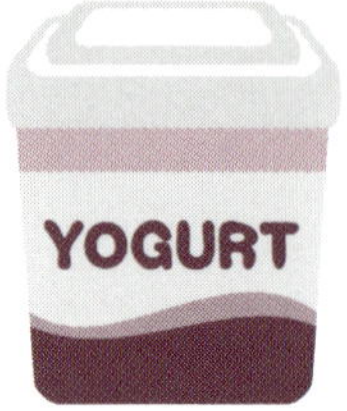

腸に入ってきた食べものの中には、食物繊維のように私たちの自前の消化力だけでは分解できないものがあります。そこで、食物繊維を分解するのが得意な腸内細菌の働きに頼っています。また、腸内細菌が食物繊維を分解してできる短鎖脂肪酸は、健康を維持するために欠かせません。つまり、私たちが栄養をきちんと消化吸収し、健康を保つことができるかどうかは、腸内細菌の働き次第といってもよいでしょう。

ですから、私たちは腸内細菌に敬意をはらい、腸内細菌の種類を増やし、それらが働きやすい環境を提供しなければなりません。では、具体的にどうしたらよいのでしょうか？

まず、腸内細菌にダメージを与える添加物いっぱいのスナック菓子やインスタント食品などは、できるだけ避け、腸内細菌の働きを助ける発酵食品や食物繊維をしっかり摂りましょう。

善玉菌は、バランスのよい食事を好みますから、ごはんやパン、麺類、甘いものなどの糖質の摂りすぎはよくありません。善玉菌の大好物は野菜や果物のような天然の植物性食品で、これらを発酵・分解してビタミンB群や乳酸や酪酸などの短鎖脂肪酸をつくってくれます。短鎖脂肪酸がつくられることで腸内が酸性に傾き、酸性に弱い悪玉菌が減るのです。

悪玉菌は、油や脂肪たっぷりの肉などの高カロリーなものが好物で、アンモニアや二次胆汁酸などの有害物質をつくります。でも、悪玉菌がいないと肉や魚のタンパク質を発酵・分解できません。そのため、善玉菌：悪玉菌：日和見菌は、2：1：7のバランスを保つことが大切なのです。

また、いつも同じようなものばかり繰り返し食べていると、それを好物とする腸内細菌ばかりが増えてしまい、腸内細菌のバランスが偏ってしまいます。

腸内細菌の種類を増やすためにも、できるだけ多くの種類の食品を食べましょう。腸内細菌の多様性を保ち、腸内細菌のバランスを整えることが、免疫力を高めることにつながります。

腸によい食べもの

①悪玉菌の増殖を抑える **発酵食品**	ヨーグルト、漬物など
②便をやわらかくする **水溶性食物繊維**	海藻など
③乳酸菌を増やす **オリゴ糖**	りんご、バナナなど
④腸の炎症を抑える **オメガ3系の油**	イワシなどの青魚、アマニ油など

ヨーグルトだけでなく「和の発酵食品」もしっかり摂る

発酵食品は、悪玉菌を抑えて善玉菌を増やすために欠かせません。「ヨーグルトを毎日食べている」という人も多いのではないでしょうか？

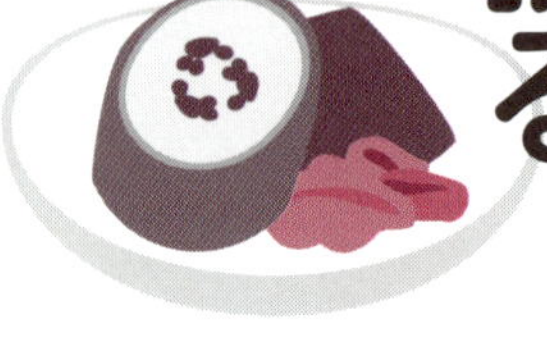

そもそも発酵食品とは、食材を微生物の働きで発酵させたもの。発酵によって消化・吸収がよくなり、栄養価もパワーアップします。食材と微生物の組み合わせによって、発酵の際に生じる物質が異なりますから、ヨーグルトだけでなく、できるだけいろいろな種類の発酵食品を食べましょう。

ただ、製造過程で加熱されたもの、調理の段階で加熱したものは微生物が死んでいます。たとえば、パンは酵母を発酵させて膨らませますが、焼くことで酵母は死んでしまいます。発酵食品の王様であるみそも、製造工程では加熱処理していませんが、グツグツ煮こんだみそ汁には微生物は含まれていません。

もちろん、微生物が死んでいても、微生物がつくり出したものに整腸作用や健康効果が期待できるものもあります。それぞれの食品に含まれる成分に着目して上手に発酵食品を活用しましょう。

　ストレートな整腸作用を期待できる「微生物が生きている発酵食品」でおすすめなのは、みそ、納豆、ヨーグルト、チーズ、和の漬物、キムチなどです。これらを、生のままでいただきましょう。

　ただし、みそは生のままでもろきゅうのように「つけて食べる」方式で。和の漬物は発酵過程を経ていない浅漬け以外のものを選ぶようにしましょう。

　いろいろな発酵食品を生のままでいただくことが、よりよい腸内環境をつくり、腸内細菌の多様性にもつながっていきます。

発酵食品の3大微生物
カビ・酵母菌・細菌

カビ	こうじ菌	日本酒、しょうゆ、みそ
	青カビ、白カビ	チーズ
	カツオブシカビ	かつお節
酵母菌	酵母菌	酒類、しょうゆ、みそ
細菌	乳酸菌	ヨーグルト、漬物、みそ
	酢酸菌	酢
	納豆菌	納豆

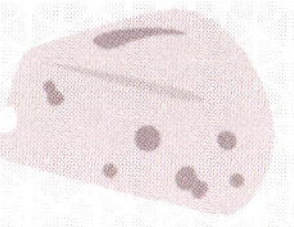

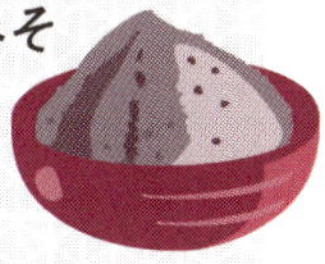

不溶性食物繊維と水溶性食物繊維は、2：1のバランスで摂ろう

日本人が不足しがちな栄養素の1つは、食物繊維です。

食物繊維には、水に溶けない不溶性食物繊維と、水に溶ける水溶性食物繊維に大別され、それぞれ腸での働きが違います。

不溶性食物繊維は腸内で膨らんで便のカサを増し、排便を促してくれます。もし腸内に有害物質があった場合は、それも吸着して排出します。

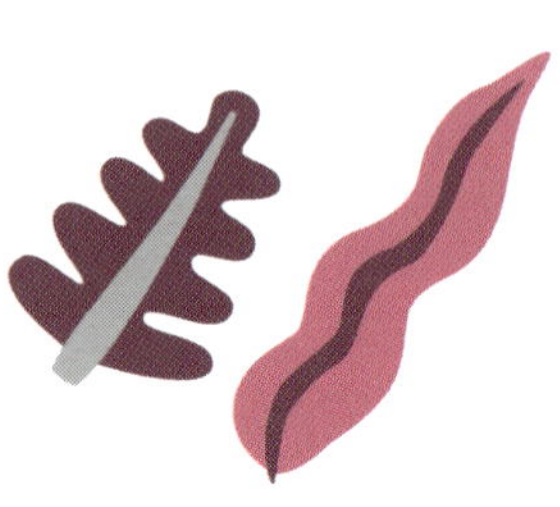

一方、水溶性食物繊維は不溶性食物繊維よりも発酵・分解しやすいため、善玉菌のエサになりやすいという特性があります。

また、善玉菌が水溶性食物繊維を分解するときにつくられる短鎖脂肪酸は、腸内細菌のバランスを整え、血糖値の上昇を抑えるホルモン「インスリン」の分泌を促して、脂肪細胞を燃焼させやすい体に導いてくれます。

食物繊維は穀類、いも類、豆類、野菜、きの

こ、海藻、果物などに豊富に含まれており、そのほとんどは不溶性と水溶性の両方を含んでいます。しかし、野菜や豆類、きのこ類には不溶性食物繊維の方が圧倒的に多く含まれています。普段あまり海藻類を食べない人は、水溶性食物繊維が不足しているといえるでしょう。

すでにお話したように、多くの日本人の腸には海藻類を分解する腸内細菌が存在しています。きっとＤＮＡの中に海藻好きの腸内細菌を持つようなしくみがプログラムされているのかもしれません。それなのにあまり海藻類を食べないなんて、とてももったいないことだと思いませんか？

健康を保つには、不溶性と水溶性を２：１の割合で摂るのが理想です。

わかめ、めかぶ、昆布、もずくなどで水溶性食物繊維を積極的に摂りましょう。

不溶性食物繊維：水溶性食物繊維＝2:1が理想

食物繊維を多く含む食品

不溶性食物繊維を多く含む食品	**便のカサを増す・腸のぜん動を促す** キャベツ、レタス、ほうれん草、たけのこ、エリンギ、大豆
水溶性食物繊維を多く含む食品	**便をやわらかくする・腸の滑りをよくする** わかめ、ひじき、らっきょう、大麦
不溶性水溶性食物繊維を両方を多く含む食品	ごぼう、にんじん、じゃがいも、アボカド、キウイフルーツ、なめこ、納豆、プルーン

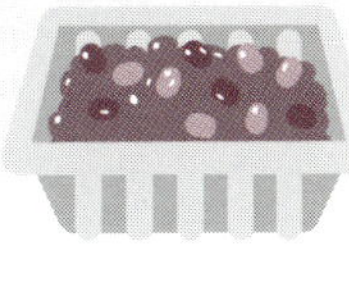

糖質は控えめにして、一番最後に食べよう

あなたは毎日どれくらいの量の糖質を摂っていますか？

糖質を多く含むのは、ごはんやパン、麺類などの主食や甘いお菓子だけではありません。現代の食べものの中には、よりおいしくするため、食感をよくするため、保存性を高めるために糖質がたっぷり含まれています。

たとえば、ヘルシーなイメージのある和食は、しょうゆと砂糖で味つけされているものが多いので意外と高糖質です。カレーやシチューには小麦粉という形で糖質がたっぷり使われていますし、から揚げや天ぷらには「つなぎ」、「衣」として糖質が入っています。市販のソースやケチャップ、ドレッシング、焼き肉のタレ、清涼飲料水にもたっぷり含まれています。

そのため、主食を控えめにして糖質を減らしているつもりでも、現代人の食生活は糖質過多になりがちです。

昔から米を主食として食べてきた日本人の腸には、糖質を分解する細菌が他の国の人より多く存在することがわかっています。つまり、糖質を代謝するのに適した腸内フローラを持っています（※）。

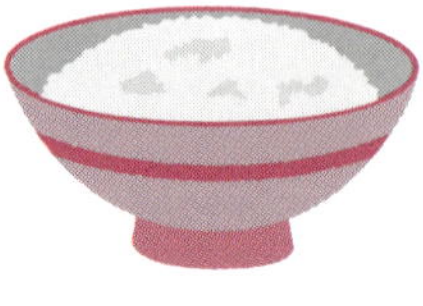

ところが、糖質過多の食生活を送っていると、

腸内細菌の分解が間に合いません。糖質が大好物の悪玉菌が増え、腸内フローラも乱れやすくなります。

小腸はがんばって糖を吸収しようとしますが、糖質を通す腸管粘膜のフィルターはいつも大渋滞。これも、フィルター機能が低下して穴があく「リーキガット症候群」につながっていきます。

また、小腸などから吸収されて血液中に入った糖は、血糖値を下げるホルモン「インスリン」の働きで筋肉や脳に送られてエネルギーになりますが、このとき余ったものは肝臓に取りこまれて貯蔵され、それでも余ったものは脂肪細胞に貯蔵されます。

これが、太るメカニズムです。高血糖な状態が続くと、インスリンが正常に働かなくなり、糖尿病をはじめとする生活習慣病にもつながっていきます。

腸内フローラを悪玉菌優性にしないため、腸管粘膜のフィルター機能を低下させないため、そして糖尿病にならないためにも、糖質は控えめにしましょう。そして、野菜や海藻類、肉や魚などのタンパク質を先に食べ、主食や甘いものは、できるだけ最後に食べるようにしましょう。すると、血糖値の急上昇を抑えられます。

お酒も種類によっては糖が多く含まれています。ゼロカロリーや低糖をうたっている飲みものにも、一見、ヘルシーそうな野菜ジュースにも、表示成分をよく見るとアスパルテーム、サッカリン、スクラロースなどの人工甘味料が使われている場合があります。

そもそも、腸内細菌は天然のもの以外を分解するのがあまり得意ではありません。人工甘味料は腸内フローラを乱れさせるといわれていますので、できるだけ控えましょう。

※出典：Nishijima S et al. The gut microbiome of healthy Japanese and its microbial and functional uniqueness. DNA Res. 2016

過敏性腸症候群によい、低FODMAP食とは?

2010年代、小麦の消化や代謝不良を改善する食事のキーワードとして、米国のアスリートやセレブたちの間で小麦に含まれるグルテンが不調の原因として注目され、「グルテンフリー」が大流行しました。しかし現在、その米国で「グルテンフリー」以上に注目されているキーワードが「FODMAP」です。

FODMAPとは、「小腸で吸収されにくく、腸内で発酵しやすい4つの糖質」、つまり腸の健康に悪影響を与えかねない糖質のこと。これらを含む食品を減らす、あるいは除く食事療法「低FODMAP食」が、小腸内細菌増殖症（SIBO）や過敏性腸症候群（IBS）を改善するための食事療法として注目されています。

しかし、FODMAPで登場する食品の中には、これまで「健康によい」といわれてきた食品も多く、実際にこれらの食品を消化・吸収するのが苦手な人もいれば、まったく問題なく消化・吸収できる人もいます。「低FODMAP食」もまだ臨床研究がはじまったばかりで、研究を進めながら効果を検証している段階にすぎません。今後の研究の進展が期待されています。

FODMAPとは

ここでは、あくまでも「腸によいといわれているけれど、人によっては
不調の原因になる可能性がある食品」を知る手がかりとしてご紹介したいと思います。

F 発酵性の
ermentable

O オリゴ糖　ガラクトオリゴ糖、フルクタン
ligosaccharides

豆類（大豆、ひよこ豆、納豆など）、とうもろこし、にんにく、
ナッツ類、ニラ、ねぎ、玉ねぎ、小麦、ライ麦など

D 二糖類　ショ糖、乳糖、麦芽糖、トレハロース
isaccharides

牛乳、ヨーグルト、チーズ、アイスクリームなど

M 単糖類　ブドウ糖、ガラクトース、単糖、フルクタン（単糖の重合体）
onosaccharides

はちみつ、りんご、アスパラガス、バルサミコ酢、果糖、ブドウ糖、液糖など

A
nd

P ポリオール／糖アルコール　ソルビトール、マンニトール、キシリトール
olyols

マッシュルーム、カリフラワー、りんご、アプリコット、さつまいも、ガムなど

低FODMAP食と高FODMAP食

	低FODMAP食材	高FODMAP食材
野菜	もやし、たけのこ、ブロッコリー、にんじん、セロリ、ズッキーニ、なす、ピーマン、かぼちゃ、トマト、かぶなど	ガーリック、玉ねぎ、アスパラガス、カリフラワー、マッシュルームなど
豆類	ひよこ豆	豆類(黒豆、そら豆、大豆など)
いも類	じゃがいも、さつまいも	
果物	バナナ、ブルーベリー、オレンジ、ぶどう、キウイフルーツ、レモン、パイナップル、いちごなど	りんご、あんず、アボカド、マンゴー、桃、洋梨、プラム、レーズン、すいかなど
肉類	牛肉、鶏肉、豚肉、ラム肉など	チョリソー、ソーセージ、加工肉
穀物類	白米、玄米、オーツ麦、キノア、とうもろこしの粉、オートミール、ポップコーンなど	小麦製品(パン、シリアル、パスタ)、ブラン、クスクス、グラノーラ、ミューズリー、クッキー、マフィン、ドーナッツ、ライ麦、セモリナ粉、スペルト小麦など
種実類	アーモンド、チアシード、ピーナッツ、ピーカンナッツ、ケシの実、ごま、ひまわりの種、ウォールナッツ	カシューナッツ、ピスタチオ
ミルク類(乳製品)	大豆タンパクからつくられた豆乳、アーモンドミルク、ココナッツミルク、ラクトースフリーミルクなど バター、チョコレート、ブリーチーズ、カマンベール、チェダー、カッテージ、モッツァレラ、パルメザンチーズなど	牛乳、ヨーグルト、大豆からつくられた豆乳、ヤギ乳、羊乳、ライスミルクなど 生クリーム、カスタードクリーム、アイスクリーム、サワークリーム、クリームチーズ、リコッタチーズ
発酵食品	しょうゆ、オイスターソース、米酢	ザワークラウト、野菜の漬物、キムチ、納豆など
甘味料	メープルシロップ、ステビアなど	はちみつなど

part 4

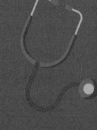

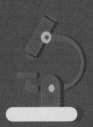

腸の不調を改善させる生活習慣

運動

重力に逆らって歩こう！

腸を鍛えるには、まず、姿勢よく立つ・座る・歩く習慣を身につけることです。すると、地球の重力に逆らって姿勢を保つ筋肉「抗重力筋」が自然に鍛えられ、体のゆがみも改善されて、悪い姿勢で圧迫されていた血管や神経、内臓の働きがよくなっていきます。

まず、正しい姿勢で立つ練習をしましょう。壁の前に背を向けて立ち、頭・肩甲骨・お尻・ふくらはぎ・かかとを壁にできるだけくっつけるようにすると、自然によい姿勢ができます。

このとき、頭のてっぺんから吊り上げられているのをイメージしながら、下腹にクッと力を入れるようにしましょう。

その姿勢を体に覚えこませて立ったり、座ったり、歩いたりするように意識して過ごすと、全身の骨や関節、筋肉に「重力の負荷」が正しくかかり、肩こりや腰痛の改善にもつながります。

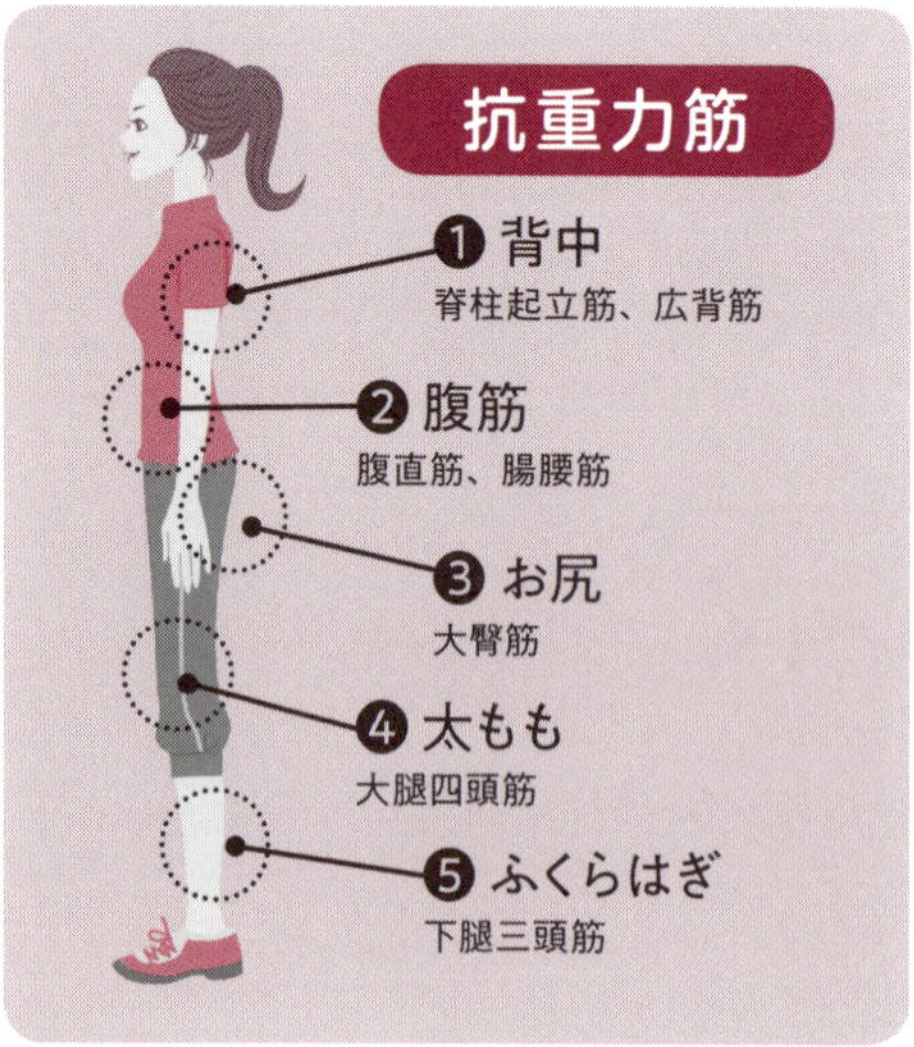

姿勢よく立つ

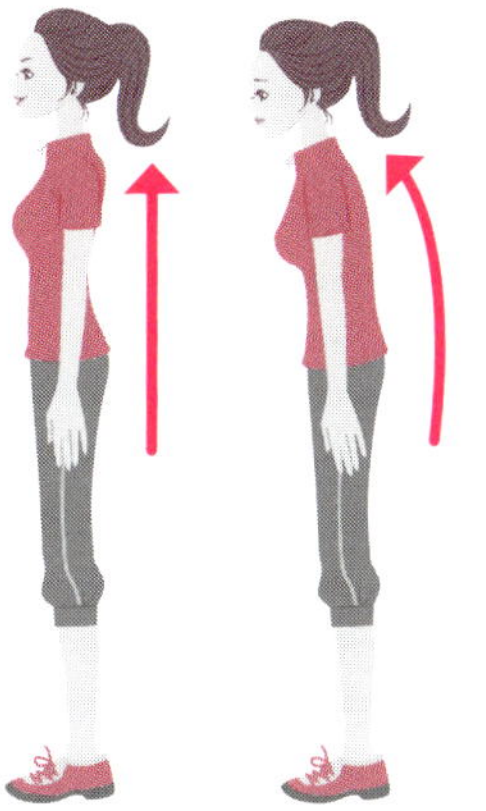

- 肩の力を抜き、壁の前に背を向けて立ち、後頭部・肩甲骨・お尻・ふくらはぎ・かかとの5点をつけて立つ。
- 頭を上から吊り上げられているようなイメージで、下腹に力を入れる。
- 足先とひざは、まっすぐ前に向ける。
- 背中に手の平1～2枚分のスペースをあける。

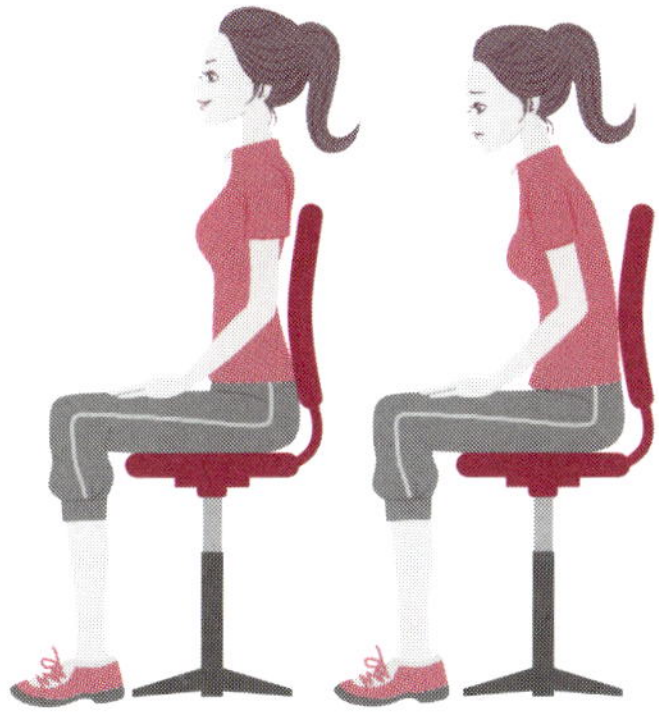

姿勢よく座る

- 背筋を伸ばし、あごを引いて、下腹に自然に力が入るようにする。
- 骨盤をまっすぐに立てるイメージで。
- 目線はまっすぐ前に。

※パソコン作業をするときは、ディスプレーを台の上にのせるなどして目線がまっすぐになるよう工夫を。

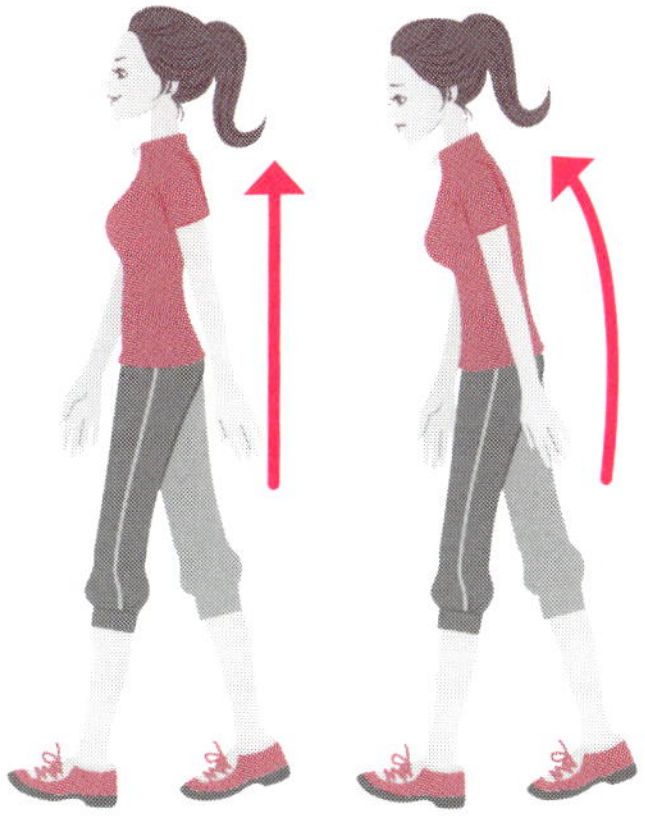

姿勢よく歩く

- 姿勢よく立ち、そのまま腕を後ろに左右並行にふりながら歩く。
- おへその下に少し力を入れる。
- かかとから着地し、親指のつけ根で地面を押すように歩く。

4－7－8でマインドフルネスな呼吸をしよう

ストレスや疲労で自律神経が乱れると、腸の働きも乱れてしまいます。そんなときは、深くゆっくりとした呼吸で自律神経をリラックスモードに切り換えていきましょう。

「4－7－8呼吸法」は、米国の医学博士が考案したヨガをルーツとする呼吸法です。

はじめは静かな薄暗い環境で、目を閉じて瞑想をするようなつもりで行ってみましょう。

方法はいたって簡単。4秒間鼻から息を吸っ

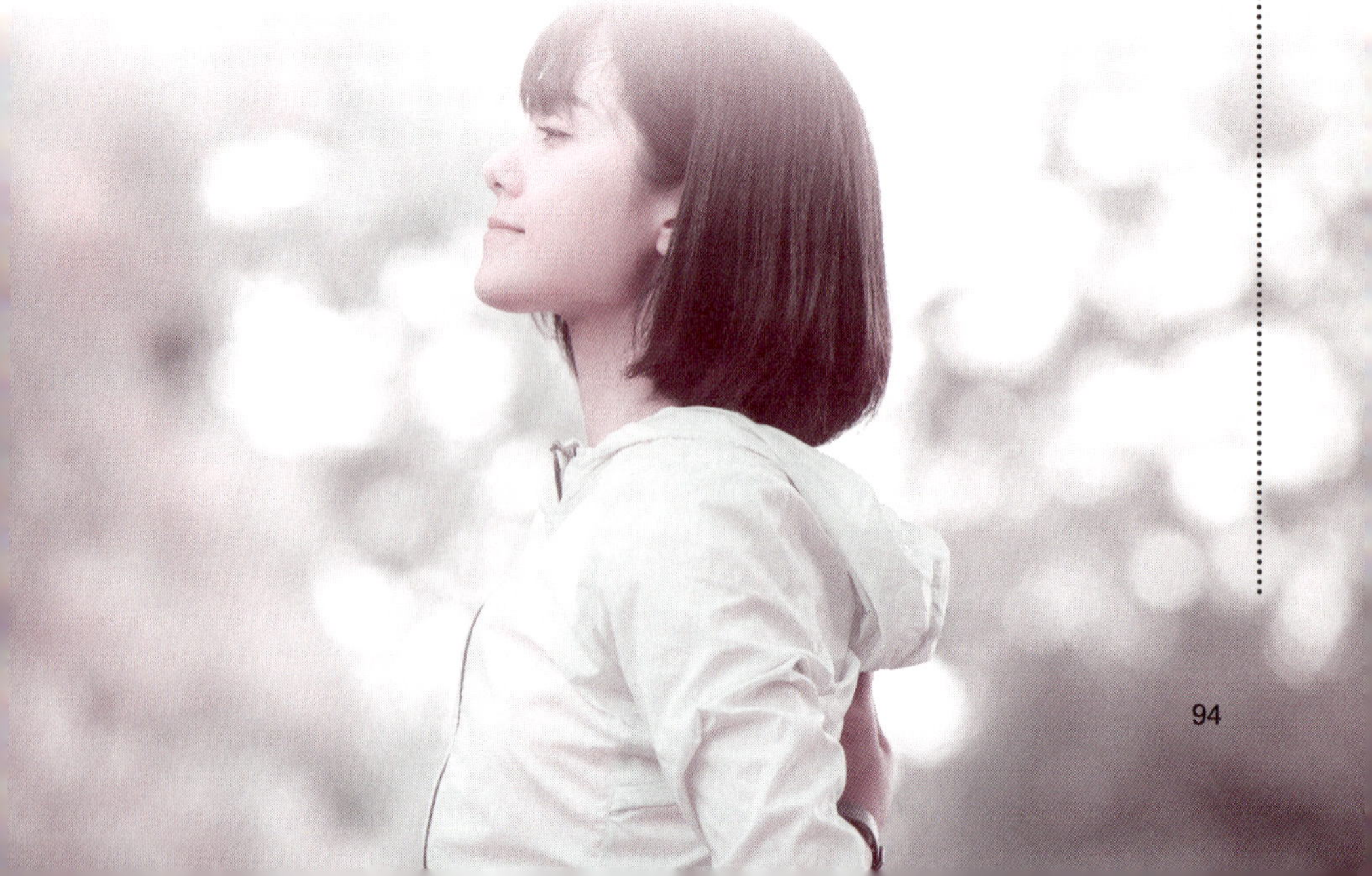

たら、息を止めて7秒間キープし、今度は口から8秒かけて息を吐き出します。肩で息をせず、お腹を膨らませて腹式呼吸の要領で行い、おへそから指3本分ほど下のあたりの「丹田」が温まる感覚を意識しながら深い呼吸をしていくと、副交感神経が高まって緊張がゆるみ、腸がぜん動運動をしやすい状態になっていきます。

慣れてくれば場所や時間を選ばないのがこの呼吸のいいところです。通勤・通学の電車の中でも、ランチタイムでも、時間のあるときに1日1回はやってみましょう。大事な会議の前など、頭をスッキリさせて集中したいときにもおすすめです。

この呼吸法は「眠れる呼吸法」としても知られています。毎日決まった時間にお通じが欲しい人は、トイレに行く前の習慣として行うとよいでしょう。

（4-7-8 呼吸法）

3回で1セット ×1日何回でもOK

❶ 口から息を吐ききる。

❷ 口を閉じ、鼻から4秒かけて息を吸う。

❸ 7秒間、息を止める。

❹ 8秒かけて、口から息をゆっくりと吐き出す。

4秒 鼻から息を吸う → 7秒 息を止める → 8秒 口から吐く

小腸・大腸を活性化。お腹の上からツボ押し&マッサージ

腸の働きを活性化するには、ウオーキングや筋トレで全身の体力レベルを上げていくことも大切ですが、マッサージで腸に直接刺激を与えるという方法も効果的です。

腸管はデコボコとした凹凸が多く、小腸だけで約6~8メートル、大腸と合わせると約7~9メートルくらいの太さの異なる管がせまい腹腔の中で折り重なっています。デコボコの谷間や折れ曲がったカーブの部分には、どうしても汚れやガスが滞留しやすくなります。それを、手で押し流すようなつもりでマッサージしましょう。

特に小腸(回腸)と大腸(盲腸)の境目には、大腸から小腸に逆流するのを防止するための「バウヒン弁(回盲弁)」という弁があります。

基本的に小腸と大腸ではすんでいる細菌の数も種類も違うので、逆流したら大変。先ほどお話しした小腸内細菌増殖症(SIBO)を招く引き金になってしまいます。

大腸はバウヒン弁を起点として「の」の字を描くよう時計回りにマッサージする、小腸部分はおへその上から「J」の字を描くようにマッサージしてバウヒン弁で止める、というように、バウヒン弁を意識しながらマッサージしましょう。

小腸をJの字マッサージ

5回で1セット × 朝と晩

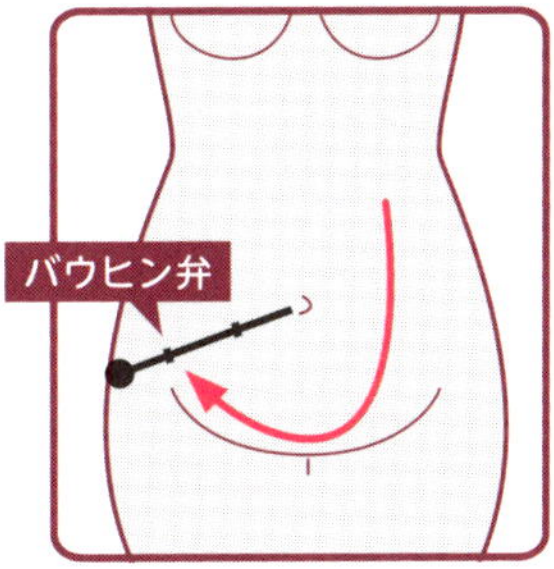

❶ バウヒン弁を右手で押さえる。

❷ 左手でおへその上のほうから
バウヒン弁に向かって
「J」の字を描くようにやさしくなでる。

● バウヒン弁の見つけ方 ●

「右の骨盤の出っ張っているところ」と「おへそ」を直線で結び、その線を3等分した外側の点の位置が、バウヒン弁です。

大腸をのの字マッサージ

5回で1セット × 朝と晩

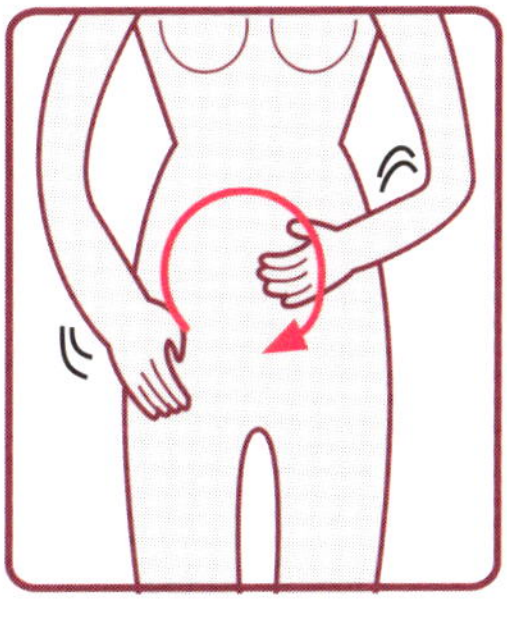

❶ バウヒン弁の位置に
両手を置いて押さえる。

❷「の」の字を描くようにして、
大腸のラインを押しながら
ゆっくりマッサージし、おへその下で止める。

腸腰筋を鍛える腸ひねりボクサイズ

スムーズなお通じは、良好な腸内環境をキープする基本です。そこで、腸を後ろから支えている「腸腰筋」をひねって大腸を刺激しましょう。

腸腰筋は、上半身と下半身をつなぐ筋肉です。骨盤を引っ張り上げるようにして、背骨の腰のあたりから骨盤の下まで伸びています。骨盤の中にあるため外側から触れることはできません。

ひざを軽く曲げて腰を落とし、ボクシングのパンチをするようなつもりで上半身をひねりましょう。

下半身は腰を落としたまま固定し、上半身だけをひねるのがコツです。パンチを打つときは、息を吐きましょう。「腸をひねっているぞ」と意識しながら行うと、より効果的です。

ひざを曲げるのがつらいときは、無理をしないでできる範囲で行いましょう。

両足を開いてしっかりふんばり、骨盤が動かないように固定し、上半身だけをひねるようにするのがポイントです。脇腹が緊張するのを意識しながら腕をしっかり伸ばしてパンチしましょう。

ボクサーになった気分でおもいっきりパンチを打つと、気分もスッキリ。ストレス解消にもなります。

腸ひねりボクササイズ

3回で1セット × 1日で3セット

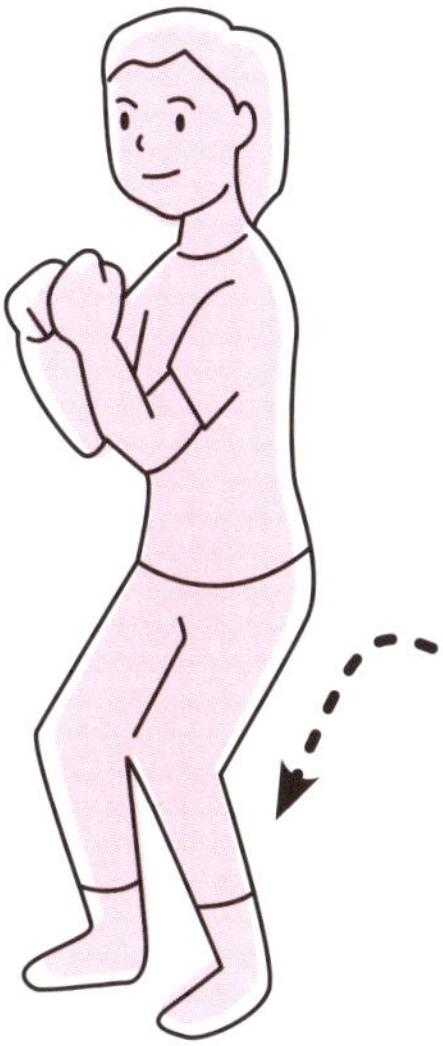

❶ 両手を軽く握り、
体の前でパンチの構えをする。

❷ 構えたまま、**軽くひざを曲げる**。

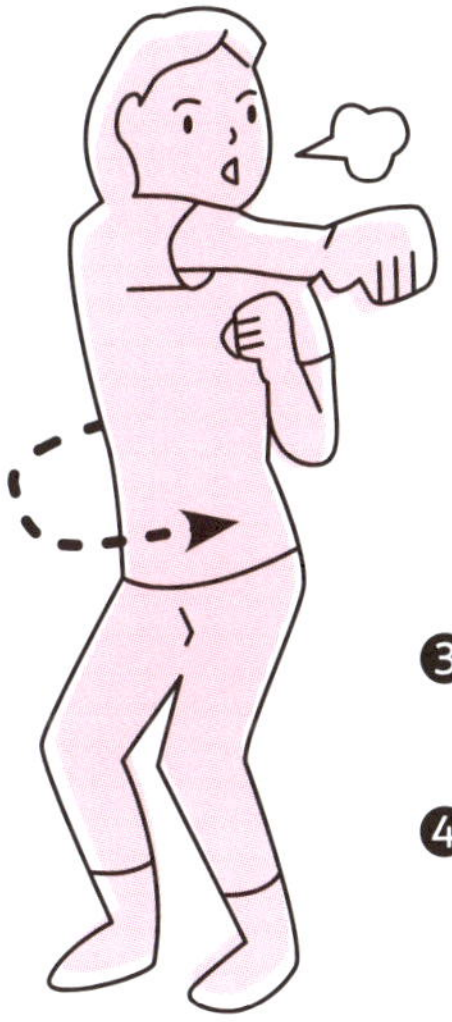

❸ 上半身を**左にひねり**ながら、
右手でパンチする。

❹ 上半身を**右にひねり**ながら、
左手でパンチする。

● ポイント ●

ひざは90度以上曲げないこと。
下半身をしっかり固定できるように両足でふんばりましょう。

口角を上げ、お腹の底からおもいっきり笑おう！

「幸福だから笑うのではない。笑うから幸福になるのだ」といったのは、『幸福論』の著者、フランスの哲学者アランです。口角を下げて悲しい表情をつくると気分まで悲しくなり、口角と頬を上げて笑うと本当に楽しくなってくる。これは、科学的にも証明されています。また、笑うと血糖値が下がるというのも有名な話です。

イライラしているとき、悲しいときほど、思いっきり口角を上げて笑いましょう。お腹の底から声を出して笑うと腸のぜん動運動機能も活性化します。

笑顔で腸も活性化

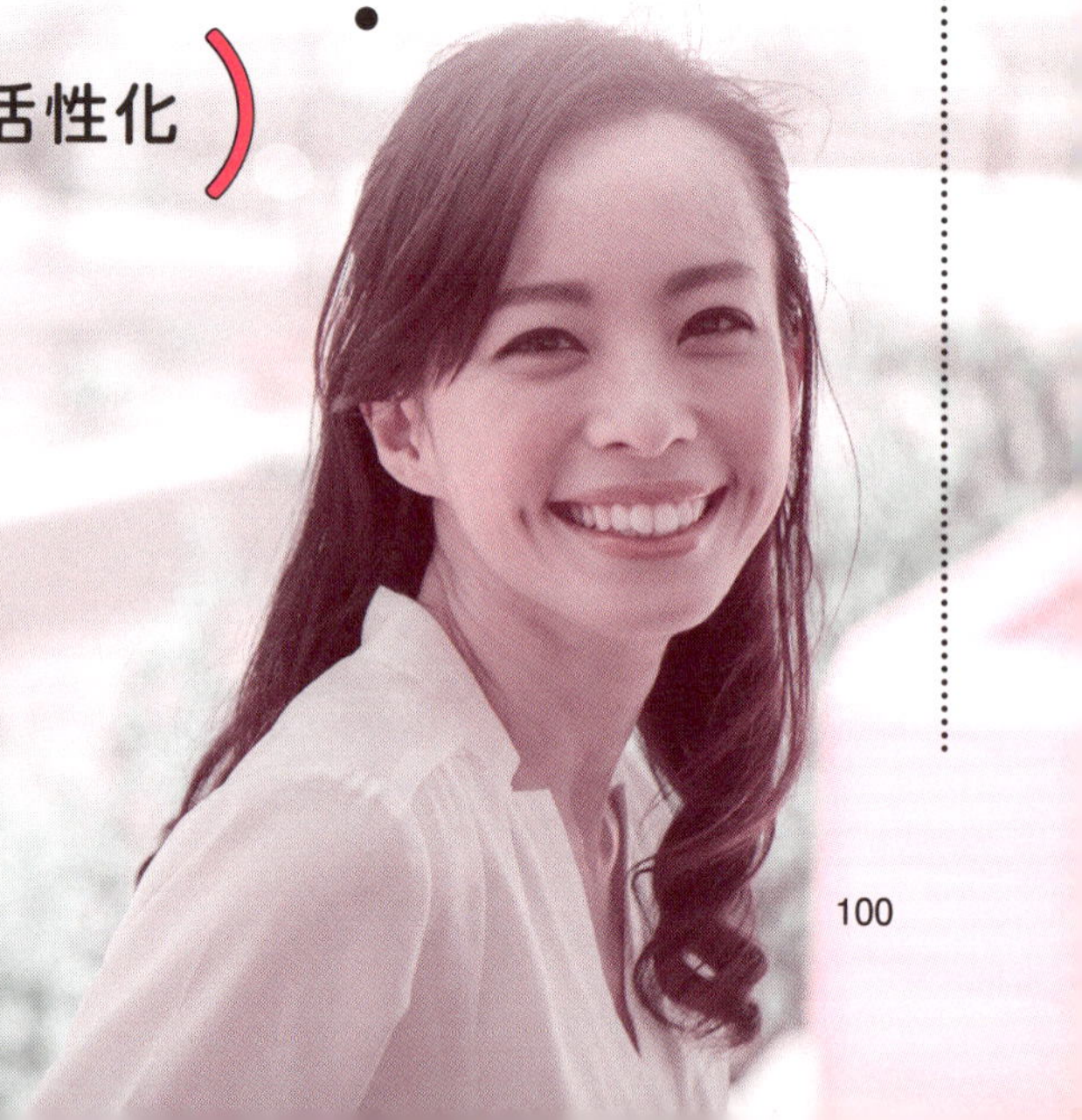

❶ 口角と頬を大きく上げて笑顔をつくる。

❷「わーっはっはっは！」と声を出して笑う。

● ポイント ●

横隔膜が動くのを意識しながら笑いましょう。

part 5

腸内環境をよくするおすすめ食材

「腸活日記」で自分に合う食品を見つけよう！

腸内フローラを構成する腸内細菌は、その種類も量も人それぞれです。テレビやネットで「腸内環境によい」といわれる食品や、家族や友人など、他の誰かに効果があった食品が、あなたにも効果的とは限りません。

また、腸内フローラの細菌バランスは日々変化しています。これまで何の問題もなくずっと食べてきたものが、便秘や下痢など不調の原因になってしまうこともあります。

でも、「お腹の調子がよくないけれど、何が原因だかわからない」ということって、よくありますよね。

そこで、毎日の食事の内容と、お腹の調子や便の状態などを日記やメモ帳などに記録していきましょう。

お腹の調子や便の状態がよくないとき、その前日や前々日に食べたものを見れば、何が原因かわかりやすくなります。

また、「自分に合った腸活食品を見つけたい」というときは、本章でご紹介する「腸内環境をよくするおすすめ食材」の中から好きなもの、気になるものを1つ選んで1～2週間毎日食べ、お腹の調子や便の状態を記録していきましょう。

お腹の調子がよくなり、理想的な便が出るようになったら、その食品は「あなたの腸に合っている」ということです。

反対に、1～2週間続けても改善されなければその食品は「あなたの腸に合っていない」ということになりますから、それ以上続ける必要はありません。食べるのを中止して他のものを試してみましょう。

最近は、お腹の調子や便の状態を記録するスマホのアプリもたくさん登場していますから、ぜひチェックしてみましょう。

「腸活日記」に記録したいこと

○月×日　○曜日

- 食べたもの　朝・昼・夜・間食
- お腹の調子　ガスがよく出る、オナラがくさいなど、お腹の調子の他、気になる体の不調があるときは、それも簡単にメモしておきましょう。
- 便の状態　形・色・量・におい・スッキリ感

1 発酵食品

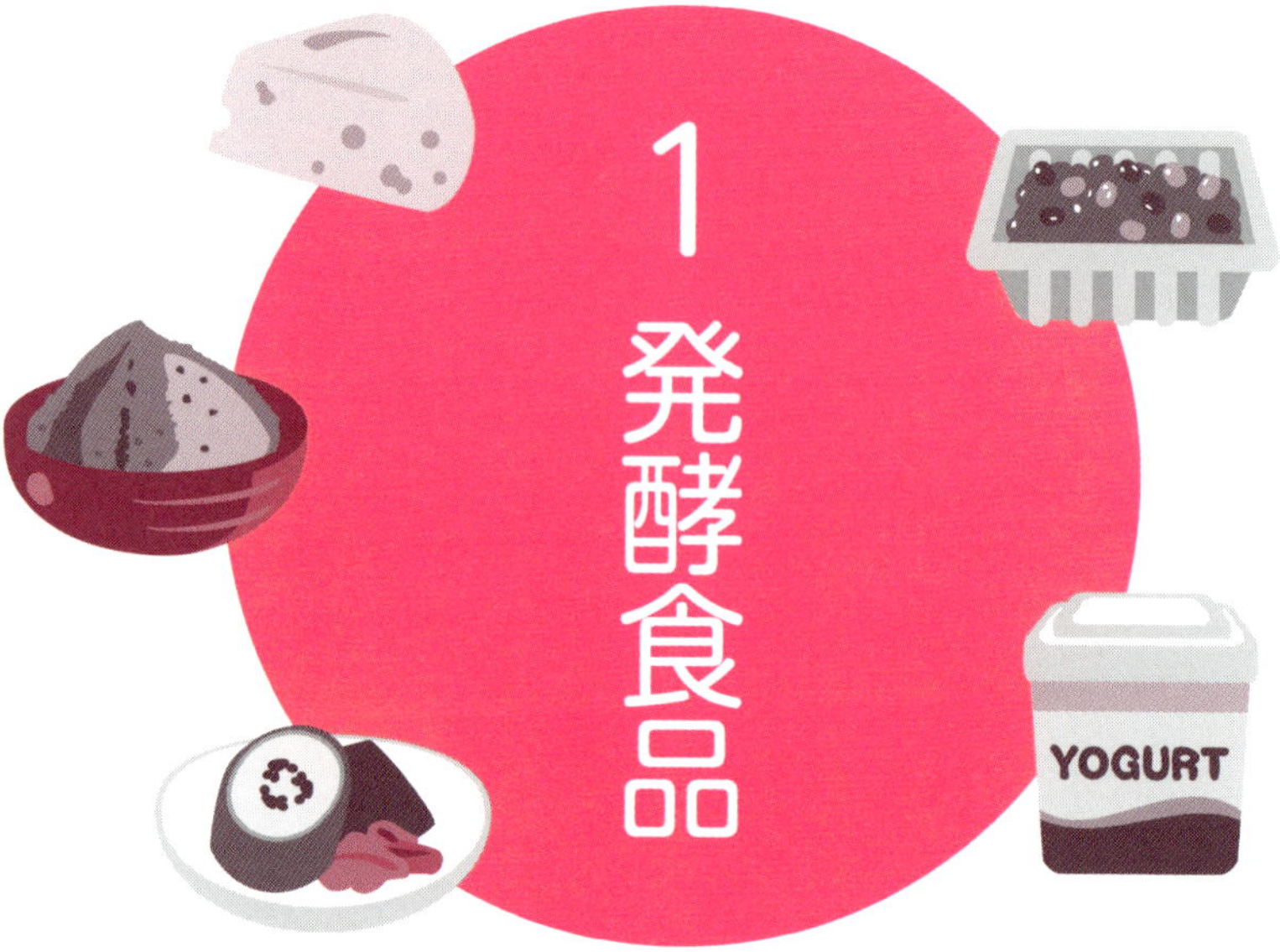

発酵食品の中に含まれる乳酸菌などの菌は、加熱調理や胃酸によって腸に届く前に死滅してしまうことがほとんどです。しかし、実は死んでしまった菌も、善玉菌のエサになったり、悪玉菌の出す有害物質を吸着して外に出しやすくしたりと、善玉菌のサポーターとして大事な役割を果たしています。また、発酵食品の死菌が腸内の免疫細胞を刺激し、免疫力を高めることが実証されています。

食事から摂った菌は、たとえ「生きた菌」でも腸内に定着することはなく、約48時間ほどで排出されます。そこで、腸内環境をよくするためには、日頃から継続して発酵食品を取り入れていくことが大切です。

腸内環境は人それぞれで、生息する菌の種類も違います。さまざまな種類の発酵食品を試して自分に合うものを探してみましょう！

1 発酵食品

ヨーグルト

ヨーグルトは「あらゆる乳酸桿菌属（ブルガリア菌など）と乳酸球菌のサーモフィラス菌」により発酵したものです。

市販されているヨーグルトには、さらに各種ビフィズス菌、ガゼリ菌、アシドフィルス菌など他の乳酸菌が添加されているものがあり、菌種によって整腸作用以外にもさまざまな健康効果が期待できます。

まずは、1つのヨーグルトを1～2週間食べ続けてどのような変化があるかチェックし、「自分にとってベストなもの」を見つけましょう。ヨーグルトは毎日摂り続けてこそ効果が得られるといわれています。ベストなものを見つけたら、それを毎日続けていきましょう。

日本人の腸内にいる善玉菌でもっとも多いのはビフィズス菌です。

ビフィズス菌の大好物であるオリゴ糖や水溶性食物繊維と一緒にヨーグルトを食べると、相乗効果でより多くのビフィズス菌を増やすことができます。

ヨーグルトにはちみつやバナナ、りんごなどをトッピングして、毎日バリエーション豊かにヨーグルトを楽しみましょう。

なお、ヨーグルトなど乳糖を含む乳製品は人によって合う・合わないがあります。もし、ヨーグルトが合わない場合は、食べるのをやめて他の発酵食品に切り換えましょう。

1 発酵食品

チーズ

チーズは「ナチュラルチーズ」と「プロセスチーズ」に大きく分けられます。

ナチュラルチーズ 牛や羊、山羊などの乳に乳酸菌や酵素を加えて発酵熟成させたもの。

プロセスチーズ ナチュラルチーズを加熱殺菌して乳化剤を加え長期保存可能にしたもの。

プロセスチーズは加工時の加熱殺菌により乳酸菌や酵素の活性が失われていますが、ナチュラルチーズは微生物や酵素が生きている状態です。腸内環境を整えるならナチュラルチーズがよりベターな選択でしょう。

ナチュラルチーズはタンパク質やカルシウムの他、ビタミンAやビタミンB_2も豊富。乳酸菌でつくられるペプチドと呼ばれるアミノ酸の集合体は、血液中のコレステロールを下げ、ビフィズス菌などの善玉菌を安定して生息させてくれます。

ナチュラルチーズには、モッツァレラ、カッテージなどの「フレッシュタイプ」、カマンベールなどの「白カビタイプ」、ゴルゴンゾーラなどの「青カビタイプ」、ゴーダやチェダーなどの「セミハード&ハードタイプ」など種類も豊富です。チーズは牛乳を固めるとき乳清（ホエイ）が排除されるため、牛乳やヨーグルトのように乳糖を多く含みません。乳糖不耐症の人にもおすすめです。

1 発酵食品

漬物

漬物に含まれるのは植物性乳酸菌です。

植物性乳酸菌は酸に強いため「生きたまま」腸に届きます。また、乳酸菌の種類が豊富で、善玉菌のエサとなる食物繊維も一緒に摂れるのも大きな魅力です。栄養価も原材料の野菜を発酵することでパワーアップしています。

若い世代や働き盛りの世代の漬物離れが進んでいるといわれますが、栄養が偏りがちな人にこそ、サラダ感覚でもっと食べて欲しい食品といえます。

漬物にはぬか漬け、すぐき、しば漬けのような「発酵漬物」と、酢漬け、しょうゆ漬けなど微生物の力を利用しない「無発酵漬物」があります。

腸活を目指すならぜひ「発酵漬物」を。

ぬか漬け

「毎日ぬか床をかき混ぜている人は、手にシミができにくい」のは、酵母や細菌、カビなどの微生物が生み出す酵素が豊富に含まれているから。ぬか漬けに多く含まれる乳酸菌が生み出すアミノ酸の一種GABA（γ-アミノ酪酸）は、特定保健用食品にも使われる成分で、快眠効果、免疫力増進作用もあります。

キムチ

キムチは、白菜にアミなどの魚介類、唐辛子などの香辛料を漬けこんだもの。ぬか漬けより乳酸菌が豊富で「世界五大健康食品」に認定されています。

1 発酵食品

納豆

糸を引く「ネバネバ」、特有のにおい。
これが納豆菌の正体です。

納豆菌は胃酸に強いだけでなく熱にも強いため、温かい腸内でも発酵を進めて腸内環境を弱酸性にしていきます。その結果、酸を好む善玉菌は増殖しやすくなり、酸が苦手な悪玉菌の増殖は抑えられます。

納豆は食物繊維も豊富なため善玉菌がさらに増えやすくなります。

しかも、納豆菌には増えたビフィズス菌を腸内で安定化させる作用もあります。一時的ではなく持続的に善玉菌優勢の腸内環境を保てる食品といえるでしょう。

納豆には、発酵によって大豆がもともと持っている栄養素がパワーアップしているだけでなく、大豆にはない独自の抗酸化成分も加わっています。

その代表が、タンパク質を分解する酵素、ナットーキナーゼです。血栓のモトとなるタンパク質を分解し、血液をサラサラにする働きがあります。

納豆菌は、120度を越えないと死滅しません。他の微生物と比べても非常に力が強く、まわりにいる菌を凌駕してしまうので、造り酒屋などでは納豆は一切食べないそうです。

また、さまざまな研究で、チフス菌や赤痢菌、病原性大腸菌O-157、サルモネラ菌などを抑制する効果も確認されています。

1 発酵食品

みそ

みそは、大豆と塩の他に「こうじ」を使ってつくります。

こうじは米や麦などに「こうじ菌」というカビを生やしてつくったもので、こうじ菌がタンパク質を分解すると、酵母菌や乳酸菌が引き寄せられるように集まってきます。

こうじ菌が「うま味」をつくり、寄ってきた酵母と乳酸菌が「酸味」や「香り」をつくって、みその深い味わいが生まれるのです。

みそといえばみそ汁のイメージですが、「ゆずみそ」や「みそ田楽」など、他の調味料と混ぜて加熱せずに食べると、さまざまな菌を腸内に取り入れることができます。

1 発酵食品

酒かす

日本酒をつくる過程でできる粥状の「もろみ」を圧搾した後に残る搾りカスです。

カスといってもこうじ菌の他、ペプチド・アミノ酸・ビタミン・酵母など豊富な栄養素を含む、栄養の宝庫です。中でも、「アルブチン」や「コウジ酸」、「フェルラ酸」は美白効果やアンチエイジング効果があり、酒かすでつくる甘酒は美白ドリンクとして女性に人気。

また、酒かすのタンパク質は腸内の脂肪を吸着してお通じをスムーズにしてくれるため、ダイエット効果や悪玉コレステロールを抑制する効果も期待できます。

2 食物繊維

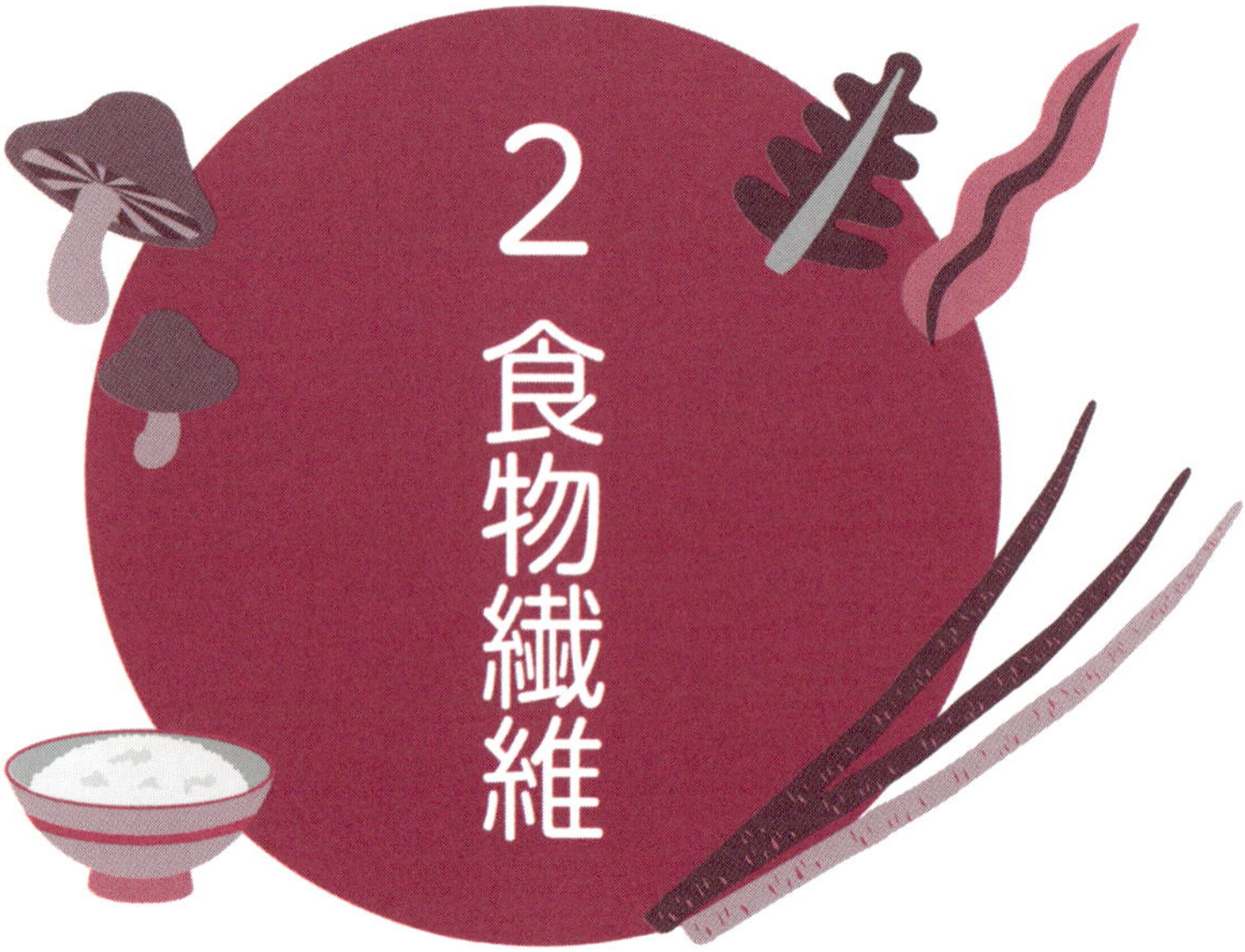

食物繊維は「不溶性」と「水溶性」を2：1で摂るのが理想です。善玉菌のエサとなるのは水溶性食物繊維です。

善玉菌が水溶性食物繊維を分解してできる酪酸、酢酸、プロピオン酸などの「短鎖脂肪酸」は、腸内環境をよくするための必須成分です。脂肪細胞を燃焼させるダイエット成分としても注目されています。赤ちゃんのうんちが酸っぱいにおいがするのは短鎖脂肪酸が多いから。

水溶性食物繊維を多く含む食品は海藻類や大麦が知られていますが、ごぼうやオクラ、アボカドなどにも含まれています。これらの食品を取り入れながら食物繊維の摂取量を増やしていきましょう。

なお、すでに便秘の人が不溶性食物繊維を摂りすぎると便秘を、水溶性食物繊維を摂りすぎると下痢を招くことがあるので注意しましょう。

2 食物繊維

ごぼう

水溶性・不溶性の両方を含む食品の王様といえば、なんといってもごぼうです。

ごぼうの食物繊維は不溶性と水溶性の割合が約3：2。不溶性のほうが多いのですが、ごぼうにはオリゴ糖も含まれているため、善玉菌を増やしつつスムーズなお通じを得るにはぜひ取り入れたい野菜です。

また、ごぼうの不溶性食物繊維リグニンには、腸内の発がん性物質を吸着して大腸がんを予防する効果があるといわれています。

一方、ごぼうに多く含まれるイヌリンは、チコリや春菊にも含まれている水溶性食物繊維です。イヌリンは砂糖やでんぷんなどの糖類の仲間ですが、ヒトはイヌリンを分解する酵素を持っていないので、摂取してもほとんど吸収されず体外へ排出されます。

そのため、水溶性食物繊維の仲間に分類されているというわけです。

イヌリンは糖質と水溶性食物繊維の両方の性質を持つため、体内で吸収されにくい＝太りにくい甘味料としても用いられます。腸内で水分を吸収してゲル状になり、一緒に摂った糖質を抑制する働きもあります。

また、腸内で分解されるとフラクトオリゴ糖になり、ビフィズス菌や乳酸菌のエサになることでも知られています。

❷食物繊維

大豆

大豆といえば、タンパク質豊富な「野菜のお肉」というイメージが強いのですが、食物繊維も豊富です。

大豆から豆乳を搾り取った後の搾りカスであるおからが食物繊維のかたまりだということを考えると、納得できますね。

大豆はタンパク質や食物繊維の他、動脈硬化や脂肪肝の予防に役立つレシチン、吸収されて脳内に運ばれると情報伝達物質になるコリン、活性酸素を抑制するサポニン、女性ホルモン・エストロゲンに似た働きをするイソフラボン、さらに、ビフィズス菌を増やすオリゴ糖も豊富に含まれています。

❷食物繊維

凍り豆腐

食物繊維と同じ働きをする「レジスタントプロテイン」が含まれています。

豆乳や豆腐には、食物繊維があまり含まれていませんが、食物繊維と同じ働きをする「レジスタントプロテイン」が含まれています。豆腐を氷らせ、熟成・乾燥させてつくる凍り豆腐には、このレジスタントプロテインが多く含まれています。

レジスタントプロテインは、満腹感を得やすくする他、血糖値の急激な上昇を抑えたり、脂肪の吸収を抑えたりする働きもあり、ダイエットの分野でも注目されています。

2 食物繊維

きのこ類

食物繊維が豊富な便秘解消のための定番食品です。

きのこは不溶性と水溶性の両方を含みます。また、ビタミンやミネラルの他、水溶性食物繊維の一種で免疫力を活性化する作用のある「βグルカン」、骨粗しょう症の予防に効果的なビタミンDなども豊富です。ぜひチェックしておきましょう。

キクラゲ きのこの中でも食物繊維が豊富です。ごぼうとキクラゲをどちらもゆでた状態で比較すると、食物繊維含有量はごぼうの2倍以上。水溶性食物繊維も摂れます。ビタミンD含有量は食品の中でもトップクラスです。

なめこ 特有のぬめりは水溶性食物繊維ペクチン。血糖値の急激な上昇やコレステロールの吸収を防ぎ、胃液の保護や肝臓・腎臓の機能を高めます。

しいたけ キャベツの2倍の食物繊維が含まれるといわれており、水溶性食物繊維も摂れます。しいたけ特有の栄養成分エリタデニンには血液サラサラ効果が、同じくしいたけ特有の成分レンチナンには、アトピー性皮膚炎を改善する効果があるといわれています。

えのきたけ きのこの中ではなめこ同様に水溶性食物繊維が豊富。免疫力を活性化する水溶性食物繊維βグルカンも含まれます。

②食物繊維

大麦・もち麦

大麦は、日本でも弥生時代に中国から伝わり、日本人の主食として広まりました。

近代になって精白米が主食となりましたが、精白米より食物繊維が圧倒的に多く、ミネラルなどの栄養も豊富です。

しかも、水溶性食物繊維の一種「βグルカン」が豊富に含まれています。

大麦の品種の1つである「もち麦」は、特に水溶性食物繊維が豊富です。炊き方も簡単で、白米に混ぜて炊くだけ。お通じをスムーズにする他、食後血糖値の上昇抑制、免疫力を活性化するパワーなど、世界各国でその機能性が認められています。

②食物繊維

玄米

肉類などの動物性タンパク質をできるだけ避ける食のライフスタイル、「マクロビオティック」の基本食とされる玄米。

白米と比べてビタミンB群やカルシウム、鉄分、亜鉛といったミネラルも豊富です。また、ガンマオリザノールという米由来の脂分は高脂肪食への欲求を減らす効果があることがわかっています。

ただし、玄米の食物繊維は不溶性がほとんど。白米や大麦と比べて消化しにくいので、お腹の調子と相談しながら食べるようにしましょう。胃腸の消化を助けるため、よく噛んで食べることも大切です。

2 食物繊維

アボカド

「もっとも栄養価の高い果物」としてギネスにも登録されているアボカドは、タンパク質・脂質・糖質・ビタミン・ミネラルをバランスよく豊富に含む食材です。

アボカドは、不飽和脂肪酸の一種であるオレイン酸が豊富に含まれているため、「森のバター」と呼ばれます。オレイン酸は小腸で完全に吸収することができないので、大腸まで届いて潤滑油となり、スムーズなお通じへと導きます。また、アボカドは食物繊維も豊富で不溶性と水溶性の割合は2：1と理想的です。果物の中ではもっとも水溶性食物繊維を豊富に含みます。オレイン酸と水溶性食物繊維の相乗効果でよりスムーズなお通じを期待できるでしょう。

アボカドはβカロテン(ビタミンA)、ビタミンB群、ビタミンEなど、美肌づくりに欠かせない抗酸化ビタミンを豊富に含んでいることから「食べる美容液」とも呼ばれます。また、果物の中では群を抜いてタンパク質も豊富で、体内では合成できない必須アミノ酸を豊富に含んでいます。

脂質(オレイン酸)を多く含むためカロリーはやや高めですが、脂質は糖質の吸収を抑えてくれるので、糖質の摂りすぎが気になる人、低糖質ダイエットをしている人には、むしろ理想的なダイエット食材です。肉や野菜との相性もよく、和食にも洋食にもよく合います。サラダなどでたっぷりいただきましょう。

❷ 食物繊維

オクラ

オクラのヌルヌル・ネバネバ成分のモトは、ペクチン、ムチン、ガラクタン、アラバンなどの水溶性食物繊維の一種です。

ペクチンには血中コレステロールを抑える働きや血糖値を下げる働きがあり、便秘を防いで大腸がんを予防する効果が期待できます。

また、ムチンには胃や腸の粘膜を保護する働きがあり、胃潰瘍などを防ぐ働きがあります。

オクラは、水溶性食物繊維の他にも野菜の中では珍しくタンパク質が豊富。抗酸化ビタミンであるβカロテンや、塩分(ナトリウム)の排泄を促すことから高血圧予防によいとされるカリウム、エネルギーの代謝を助けるビオチン、カルシウム、葉酸なども含む、とても優秀な緑黄色野菜です。

ペクチンをはじめ、オクラに含まれる栄養素の一部は熱に弱い性質なので、ゆでるよりも生食のほうが栄養を効率よく摂取できます。

納豆、長いも、海藻など、水溶性食物繊維を含むヌルヌル・ネバネバ食品との相性もよいので、細かく刻んでこれらと一緒にサラダにして食べれば、水溶性食物繊維の不足を一気に補うことができます。

ネバネバ物質は、よくかき混ぜることでより粘りを引き出すことができ、生食でも口あたりよく仕上がります。よくかき混ぜていただきましょう。

② 食物繊維

海藻類

水溶性食物繊維を摂るなら、海藻類は見逃せません。

わかめやめかぶなどの海藻に共通するネバネバ成分は、海藻が海の中で、波あたりなどの外的刺激から体を守るために身にまとったフコイダン、アルギン酸などの水溶性食物繊維の仲間です。

中でも注目したいのが、フコイダン。海藻類の中でも昆布、わかめ、もずくなどの褐藻類にのみ含まれる特有のヌメリ成分で、数多くの研究から抗がん作用、コレステロール抑制作用、抗ウイルス作用などの生理機能が解明されています。

また、アルギン酸には血糖値の上昇を抑制し、コレステロール値を下げて動脈硬化を抑制する働きがあります。生でそのままサラダにしてもよし、煮物やみそ汁の具にしてもよし。さまざまな料理に活用しましょう。

昆布 昆布に含まれるカルシウムは消化吸収がよく、理想的なカルシウム源。また、海藻の中でもっとも多くヨードを含んでいます。

わかめ わかめの水溶性食物繊維はアルギン酸。体内に蓄積されたナトリウムや有害物質を排出する作用があります。

ひじき カルシウムや鉄分が豊富なひじきは、貧血予防効果で女性に人気の食材です。

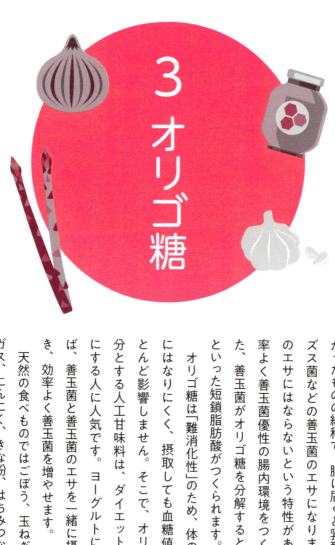

3 オリゴ糖

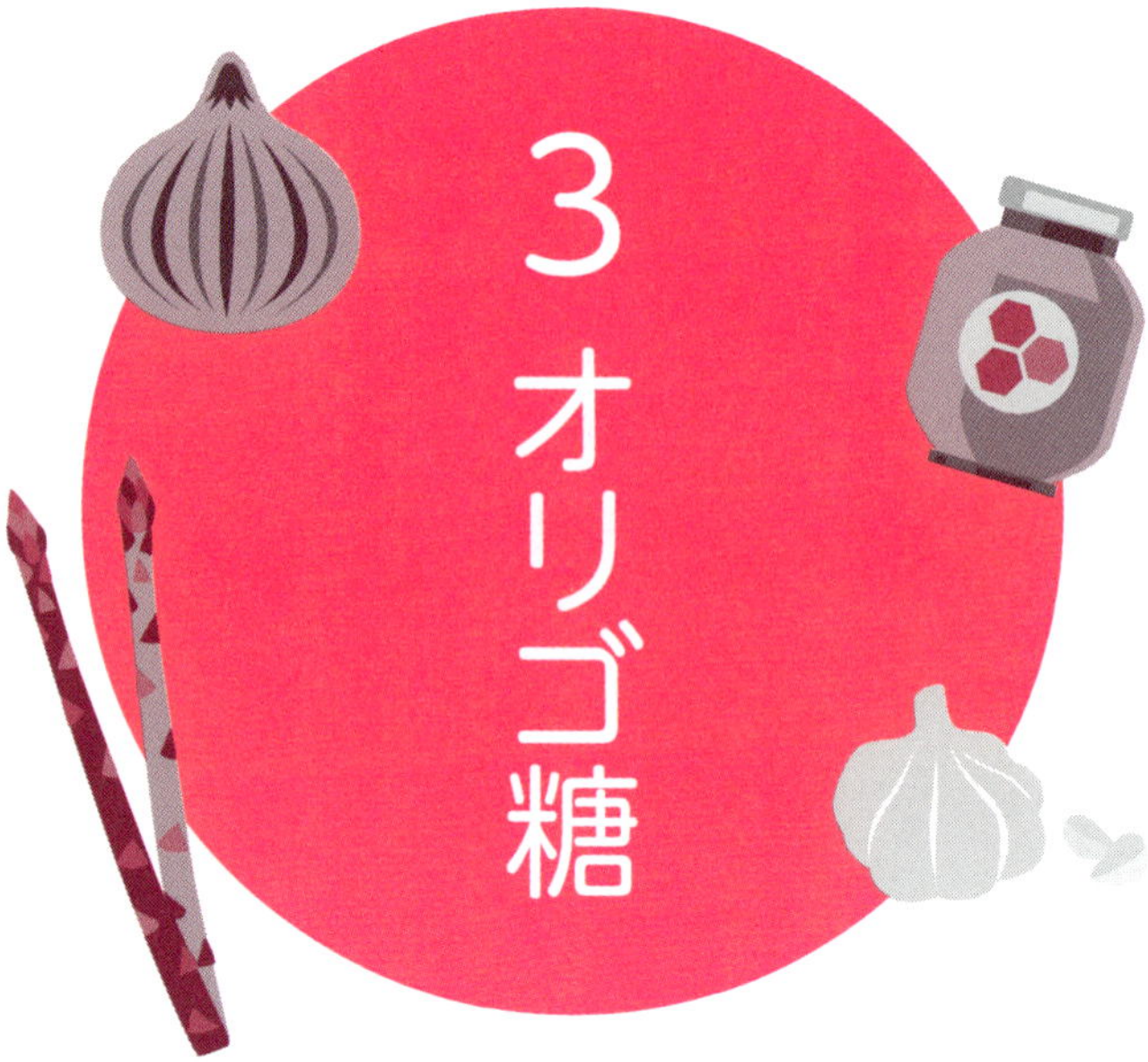

オリゴ糖はブドウ糖などの「単糖」が数個つながったものの総称で、腸に届くと乳酸菌やビフィズス菌などの善玉菌のエサになります。悪玉菌のエサにはならないという特性があるため、効率よく善玉菌優性の腸内環境をつくれます。また、善玉菌がオリゴ糖を分解すると酪酸や酢酸といった短鎖脂肪酸がつくられます。

オリゴ糖は「難消化性」のため、体のエネルギーにはなりにくく、摂取しても血糖値の上昇にほとんど影響しません。そこで、オリゴ糖を主成分とする人工甘味料は、ダイエットや健康を気にする人に人気です。ヨーグルトに混ぜて使えば、善玉菌と善玉菌のエサを一緒に摂ることができ、効率よく善玉菌を増やせます。

天然の食べものではごぼう、玉ねぎ、アスパラガス、にんにく、きな粉、はちみつなどに含まれます。

3 オリゴ糖 玉ねぎ

家庭でよく使われる玉ねぎも、オリゴ糖を多く含む野菜です。玉ねぎを加熱したときの甘味はまさにオリゴ糖のもの。腸内環境を改善するには、発酵食品と組み合わせたメニューが理想です。玉ねぎスライスにヨーグルトやお酢でつくったドレッシングをかけたり、玉ねぎサラダにチーズをトッピングするのもよいでしょう。

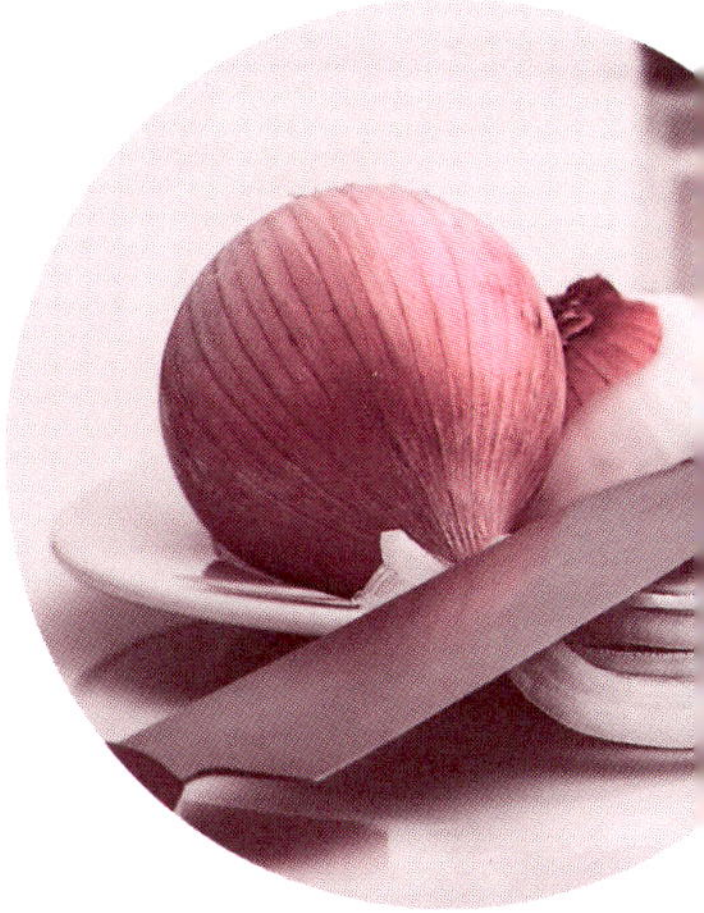

3 オリゴ糖 はちみつ

はちみつはオリゴ糖の他にも善玉菌を増やすグルコン酸という成分が含まれていて、オリゴ糖との相乗効果で効率よく善玉菌をサポートします。

3 オリゴ糖 きな粉

オリゴ糖を手軽に摂りたい人におすすめなのはきな粉です。食物繊維も豊富なので、ヨーグルトにかけて食べるのがおすすめです。

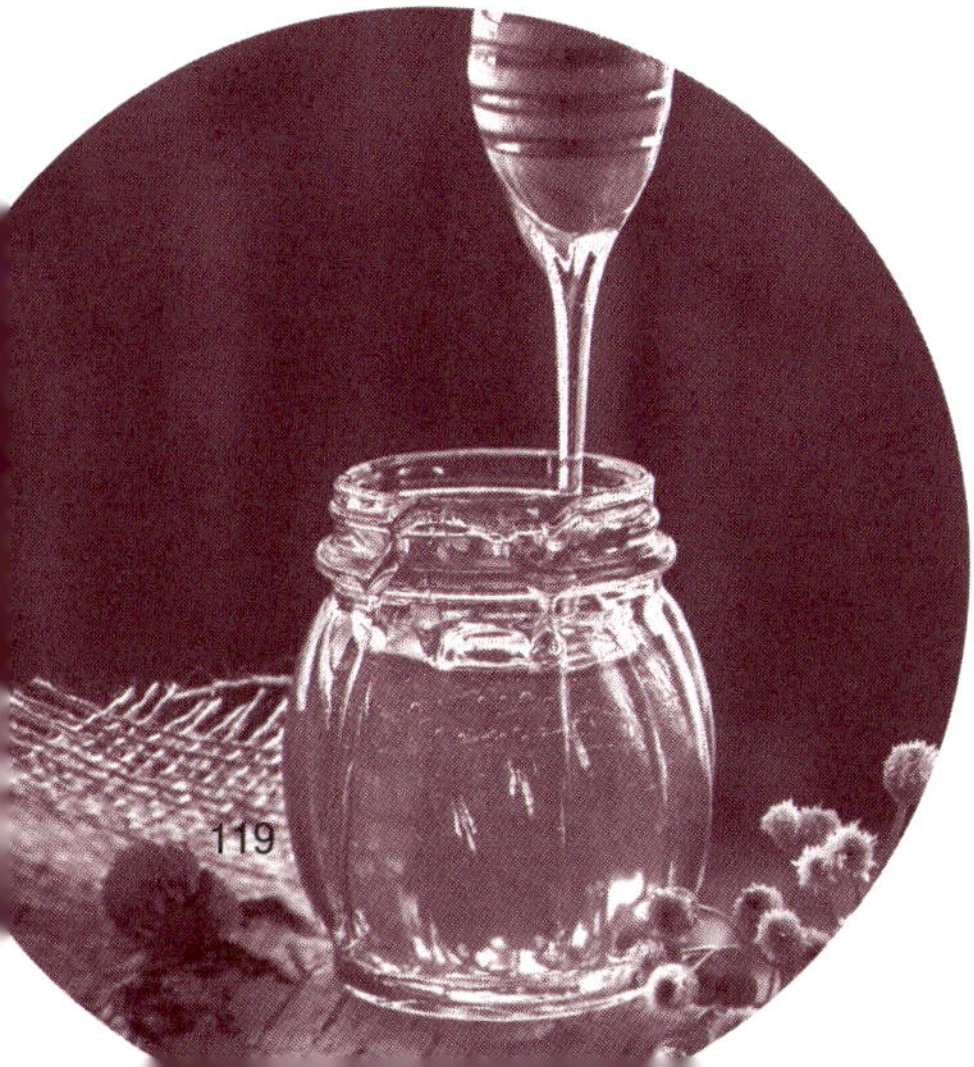

4 オメガ3系脂肪酸

青魚に含まれるEPAやDHAなどのオメガ3系脂肪酸には、炎症を抑えて善玉菌が増えやすい腸内環境にする働きがあります。

また、腸内環境を整えるには、善玉菌の量を増やすことだけでなく、腸内細菌の種類を増やすことも大切です。英国ロンドン大学の研究グループにより、オメガ3系脂肪酸の摂取量が多い女性は腸内細菌が多様であり、特に感染症の原因菌から守ってくれるラクノスピラ科の腸内細菌が増えていることがわかっています。オメガ3系脂肪酸を多く含む食品は限られているうえ、酸化しやすく加熱にも弱いため、普段の食事だけでは不足しがちです。

4 オメガ3系脂肪酸 青魚

アジ、イワシ、サバ、マグロなどの青魚にはEPAやDHAが多く含まれています。オメガ3系脂肪酸は酸化しやすく熱にも弱いので、刺身やカルパッチョなど生で食べるのが理想です。

4 オメガ3系脂肪酸 エゴマ油、アマニ油、シソ油

オメガ3系脂肪酸の中でもα-リノレン酸は、エゴマ油、アマニ油、シソ油に多く含まれます。毎日小さじ1杯程度をサラダや汁物などの料理にかけて食べましょう。

part 6

腸の不調改善レシピ

●調理　蓬原 泉
●アシスタント　さぎたに あやこ
●栄養コメント　高瀬 陽子（管理栄養士）
●撮影協力　マダムマーサクッキングスタジオ

●レシピについて

◎計量単位は、1カップ＝200ml、大さじ1＝15ml、小さじ1＝5mlを基準としています。
◎オーブントースターは1300Wを使用しています。それぞれの時間は目安です。
機種によって異なりますので様子を見ながら調整してください。
◎野菜や果物などは特に表記がない場合、水洗いや皮むきなど下処理ずみのものを使用しています。
◎飾りに使用した食材は、材料に記載がない場合があります。

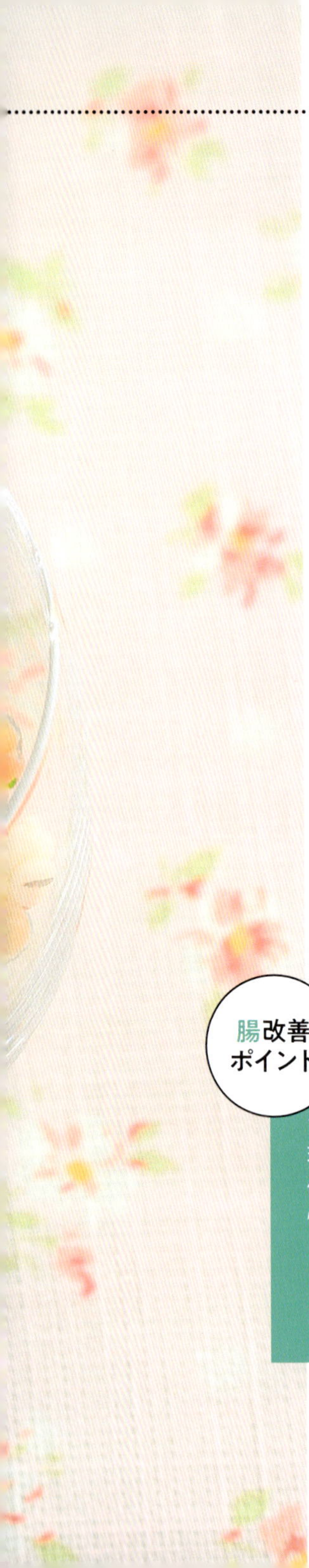

大麦とレンズ豆のカラフルサラダ

材料 2人分

大麦（押し麦）…… 40g
レンズ豆（皮つきのもの）…… 30g
玉ねぎ（みじん切り）…… 大さじ1分
トマト …… 1/4個
きゅうり …… 1/4本
Ⓐ粒マスタード、酢 …… 各大さじ1
　オリーブオイル …… 大さじ2
　砂糖 …… 少々
　塩、こしょう …… 各適量
パセリ（みじん切り）…… 適量

作り方

❶大麦は5分ゆでる。レンズ豆は塩少々（分量外）を入れた湯で10分ゆでる。
❷玉ねぎは水にさらして水気をきる。
❸トマトは切り目を入れて、さっと熱湯にくぐらせた後、冷水にとって皮をむき、1cm角に切る。きゅうりも1cm角に切る。
❹Ⓐを合わせ、①、②、③を加えて混ぜ、器に盛ってパセリを散らす。

腸改善ポイント

食物繊維には水溶性と不溶性の2種類があり、β-グルカンという水溶性食物繊維が腸内細菌のエサになって腸内環境を整え、不溶性食物繊維は腸内であまり分解されずに便の量を増やし、排便を促進します。大麦は水溶性、不溶性の両方の食物繊維をバランスよく含むので、腸活にとてもよい食材といえます。レンズ豆はひら豆ともいい、火が通りやすく、調理も簡単。食物繊維、タンパク質、カリウムなどが豊富なので、栄養価の高い腸活食材としておすすめです。

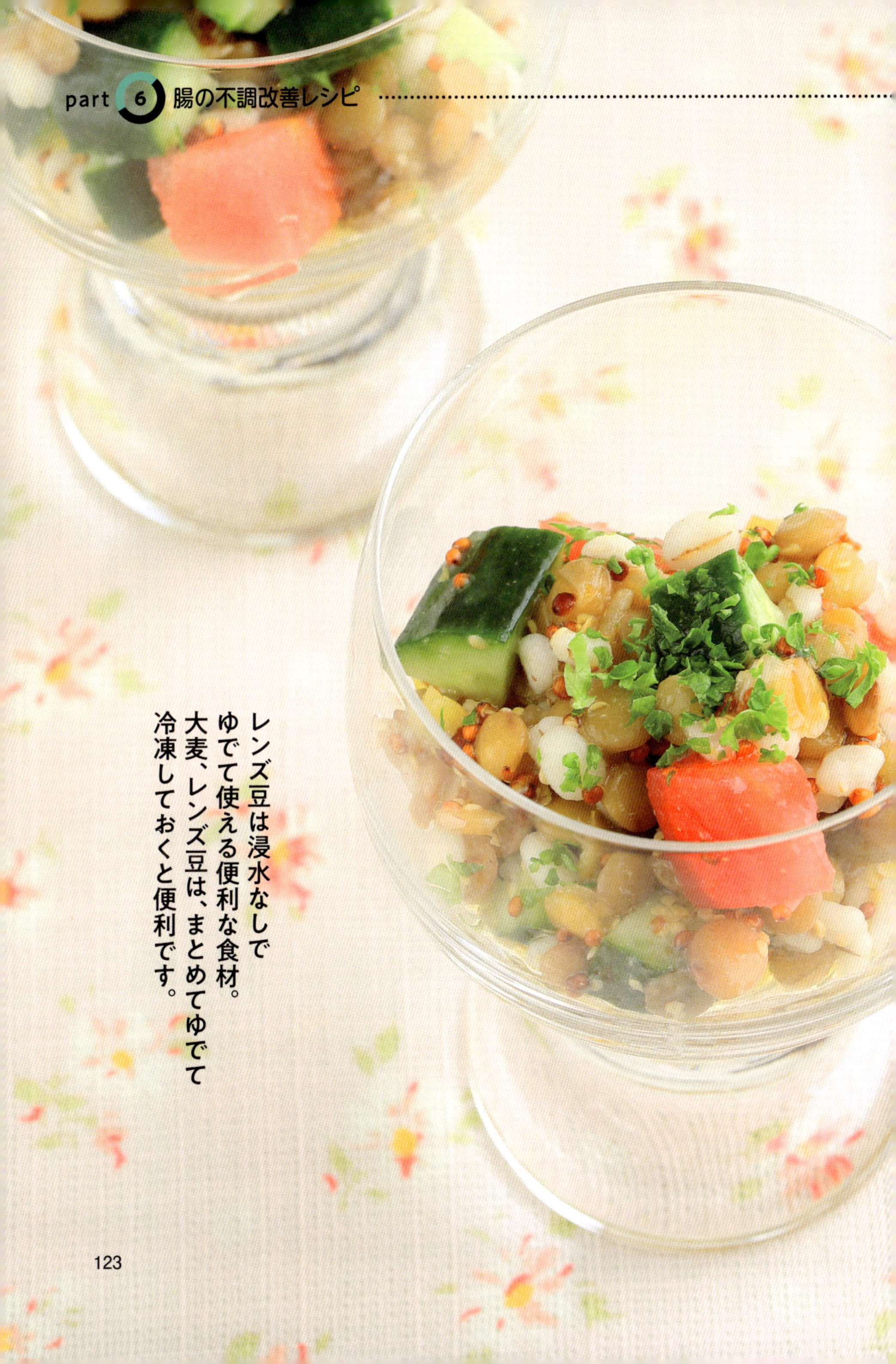

レンズ豆は浸水なしで
ゆでて使える便利な食材。
大麦、レンズ豆は、まとめてゆでて
冷凍しておくと便利です。

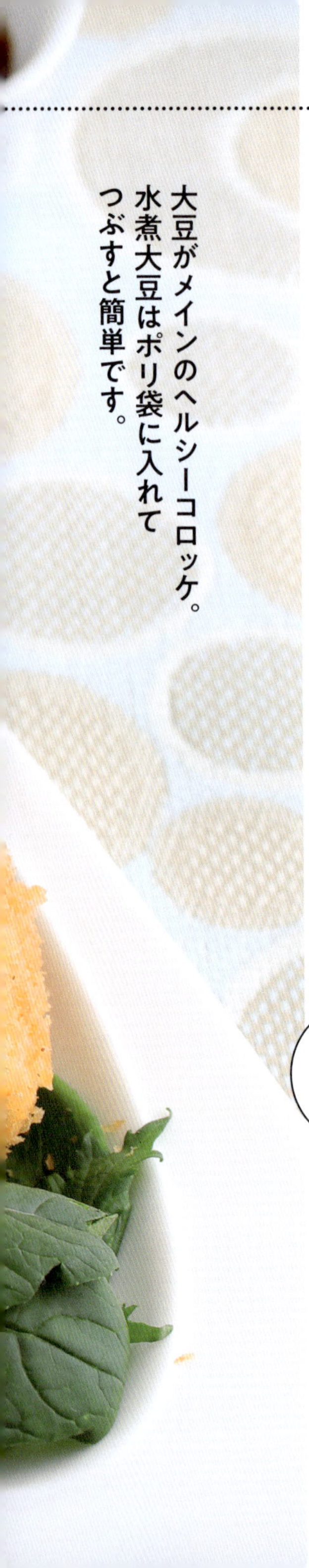

大豆がメインのヘルシーコロッケ。
水煮大豆はポリ袋に入れて
つぶすと簡単です。

大豆コロッケ

材料 2人分

水煮大豆 …… 100g
玉ねぎ …… 80g
鶏ひき肉 …… 100g
塩、こしょう …… 各適量
ナツメグ …… 少々
油 …… 小さじ2
薄力粉、溶き卵、パン粉 …… 各適量
揚げ油 …… 適量
ベビーリーフ …… 適量
レモン（くし形切り） …… 1/4個
ソース …… 適量

作り方

❶大豆はつぶす。玉ねぎは粗みじん切りにする。
❷フライパンに油を熱し、鶏ひき肉、玉ねぎの順に炒め、塩、こしょうをし、ナツメグをふる。
❸②の粗熱がとれたら、つぶした大豆を加えてよく混ぜ、6等分して丸く形作る。薄力粉、溶き卵、パン粉の順に衣をつけ、170℃の油で揚げる。
❹③をベビーリーフ、レモンとともに器に盛り、ソースを添える。

腸改善ポイント

鶏ひき肉に大豆を加えて食物繊維、タンパク質をアップ。オリゴ糖はビフィズス菌を増やして腸内環境を整えますが、特に大豆に含まれるものは熱や酸に強く、他のオリゴ糖と比べ、少量で善玉菌を増やすことができます。ナツメグなどのスパイスも血行を促進し、腸の働きを高める腸活推進食材です。

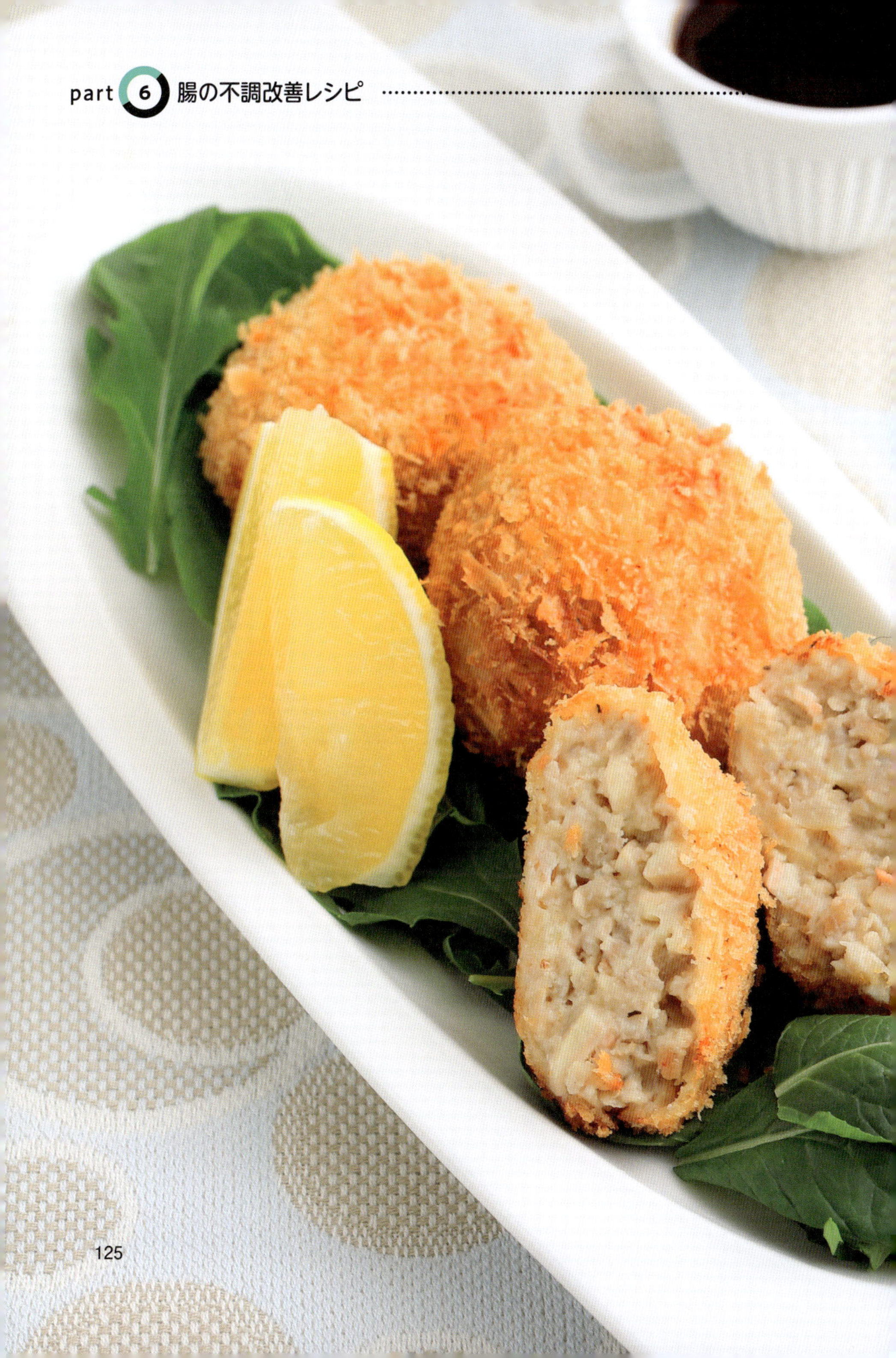

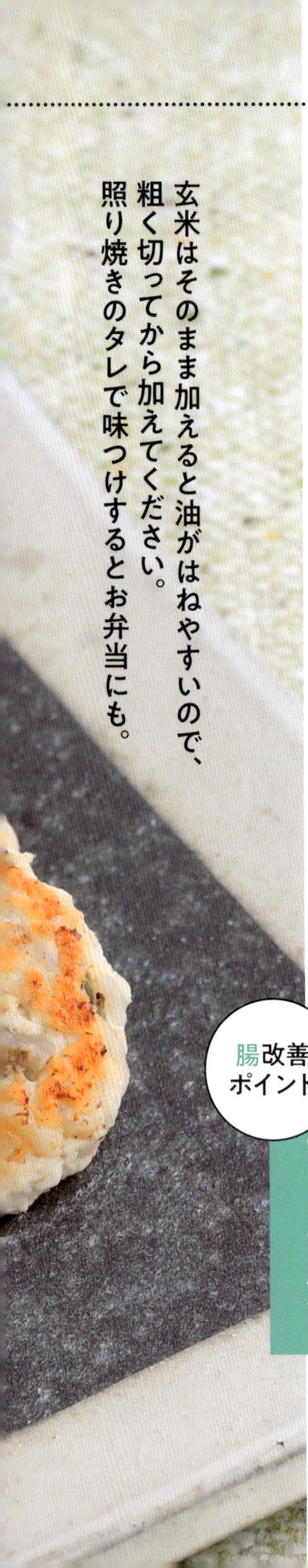

玄米はそのまま加えると油がはねやすいので、粗く切ってから加えてください。照り焼きのタレで味つけするとお弁当にも。

玄米入り豆腐の一口焼き

材料 2人分

玄米（炊いたもの）…… 30g
木綿豆腐（水気をきる）…… 1/3丁
豚ひき肉 …… 50g
味つきザーサイ …… 30g
Ⓐ溶き卵 …… 1/2個
　塩、こしょう …… 各適量
油 …… 小さじ2
大根おろし …… 適量
ポン酢しょうゆ …… 適量
ししとう …… 4本

作り方

❶玄米は粗く切る。ザーサイは細切りにする。ししとうは竹串で数か所に穴を空け、魚焼きグリルで焼く。
❷ボウルに豆腐を入れてくずし、豚ひき肉とザーサイ、玄米、Ⓐを加えてよく練り混ぜ、大さじ1～2くらいずつにまとめる。
❸油をフライパンに熱し、②を入れたらふたをし、両面が色つくまで焼く。
❹③を器に盛り、大根おろしとししとう、ポン酢しょうゆを添える。

腸改善ポイント

玄米は白米に比べて、ビタミンB_1、B_2、食物繊維が豊富なので、腸活食材としておすすめです。ただし、白米と比べると消化がよくないので、胃腸に負担をかけないよう、よく噛んで食べてください。また、ザーサイに多い植物性乳酸菌は酸やアルカリに強く、生きたまま腸に届きます。木綿豆腐も大腸で水分を吸って便をやわらかくするマグネシウムを含むので、腸にやさしい食材といえるでしょう。

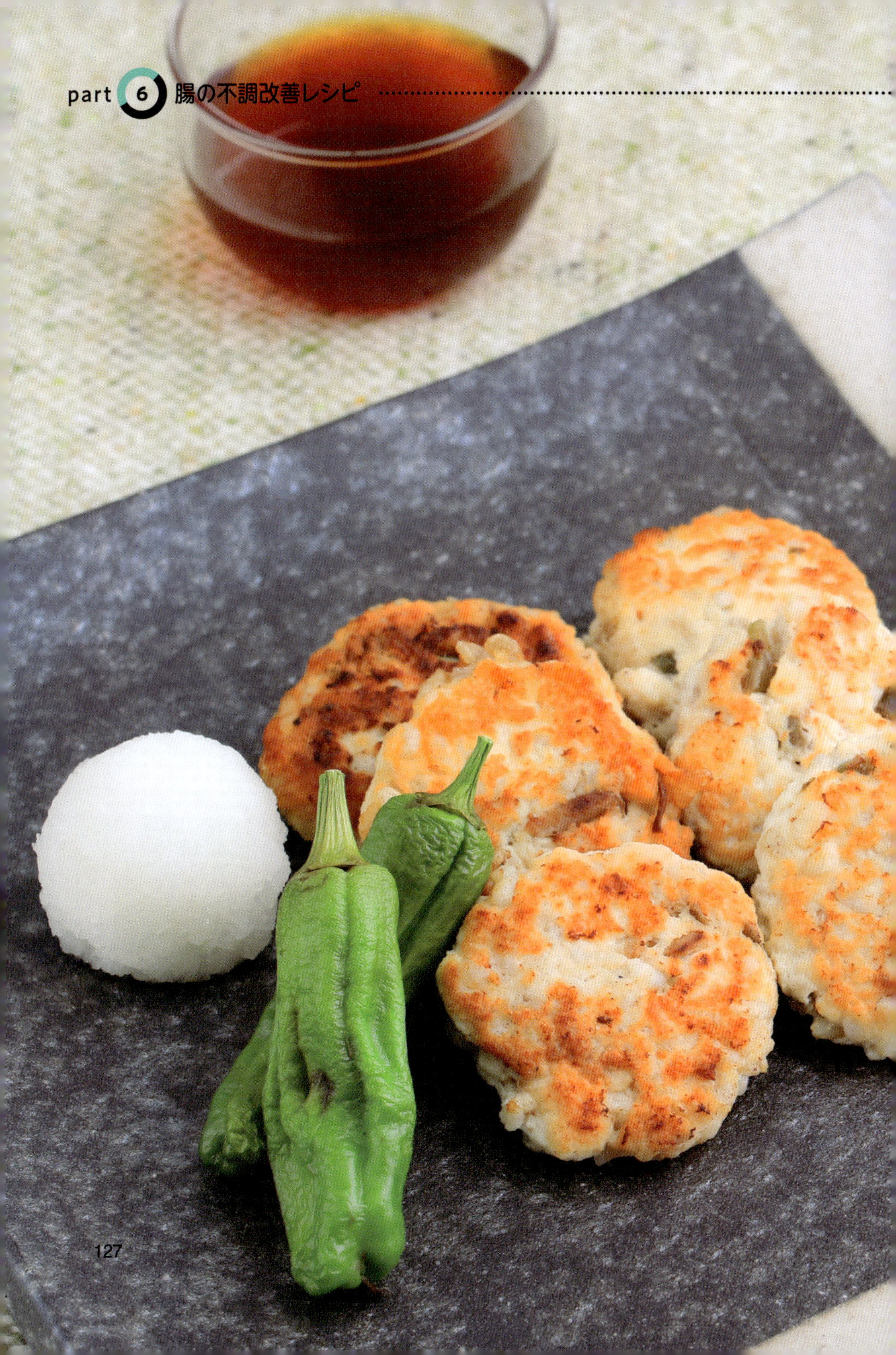

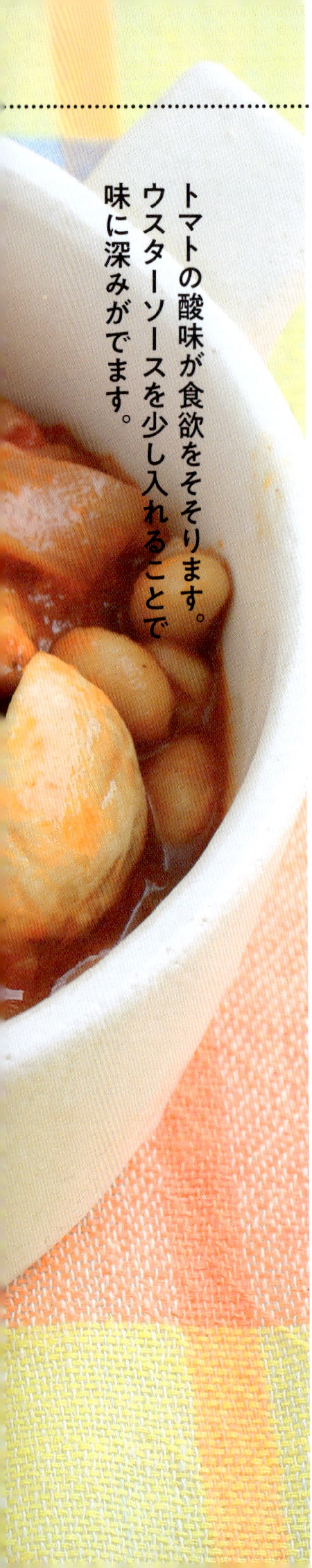

トマトの酸味が食欲をそそります。ウスターソースを少し入れることで味に深みがでます。

豚肉と大豆のトマト煮

材料 2人分

豚かたまり肉（肩ロース）…… 150g
塩、こしょう …… 各適量
薄力粉 …… 適量
にんにく（みじん切り）…… 1かけ分
マッシュルーム …… 3個
水煮大豆 …… 80g
玉ねぎ …… 1/2個
オリーブオイル …… 大さじ1
白ワイン …… 大さじ2
Ⓐトマト水煮缶（つぶす）…… 1/2缶（200g）
　水 …… 100ml
　固型スープの素 …… 1/2個
　ケチャップ、はちみつ …… 各小さじ1
　ウスターソース …… 小さじ2
タイム …… 適量

作り方

❶豚肉は4cm角に切り、塩、こしょうをする。マッシュルームは半分に切り、玉ねぎはくし形切りにする。
❷豚肉に薄力粉をまぶし、余分な粉ははたく。
❸鍋にオリーブオイルとにんにくを入れて熱し、香りが出たら豚肉を加え、焼き目がついたらマッシュルーム、玉ねぎ、大豆を加えてさらに焼く。
❹③に焼き色がついたら、白ワインを加えてアルコールを飛ばし、Ⓐを加えて中火で15分煮こむ。
❺④を器に盛り、タイムを飾る。

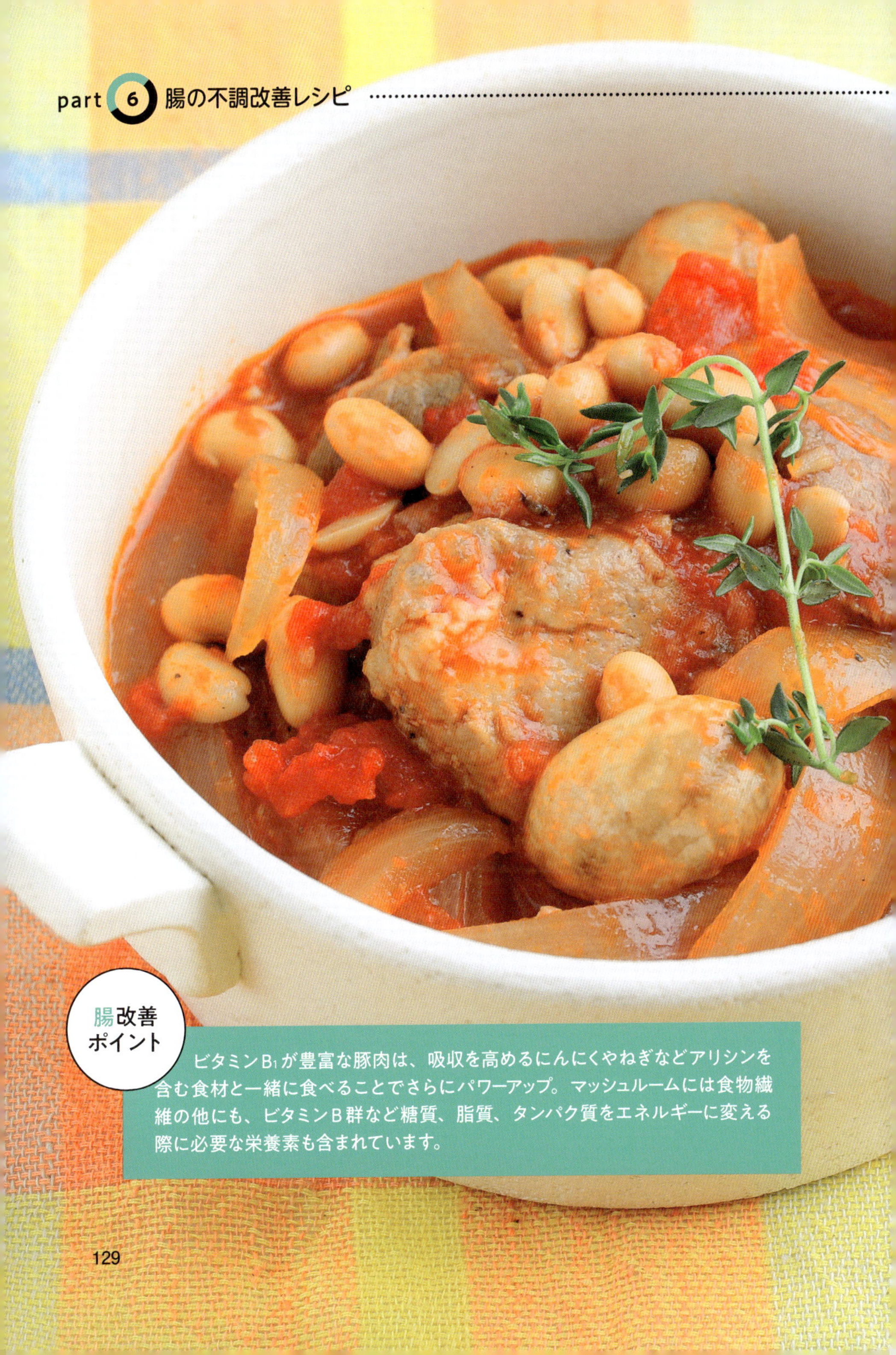

腸改善ポイント

ビタミンB_1が豊富な豚肉は、吸収を高めるにんにくやねぎなどアリシンを含む食材と一緒に食べることでさらにパワーアップ。マッシュルームには食物繊維の他にも、ビタミンB群など糖質、脂質、タンパク質をエネルギーに変える際に必要な栄養素も含まれています。

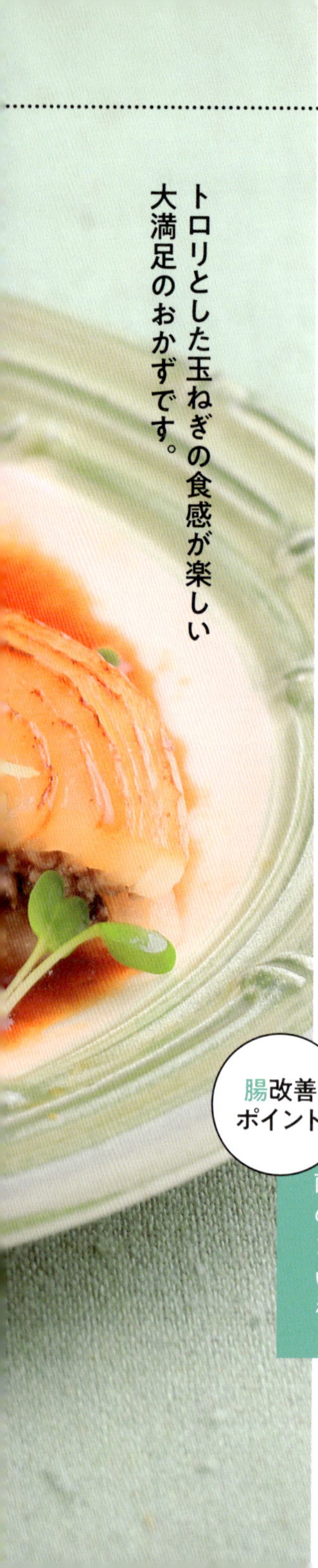

トロリとした玉ねぎの食感が楽しい
大満足のおかずです。

玉ねぎのはさみ焼き

材料 2人分

玉ねぎ(厚さ8mmの輪切り)……4枚
きくらげ(水でもどす)……2個
長ねぎ……3cm
合いびき肉……80g
Ⓐ酒、しょうゆ……各小さじ1
片栗粉……適量
油……大さじ1
Ⓑしょうゆ、みりん……各大さじ1
　砂糖、酒……各小さじ1
　梅干し(たたいたもの)……1個分
かいわれ大根……適量

作り方

❶きくらげは細かく切る。長ねぎは粗みじんに切る。
❷合いびき肉と①、Ⓐを練り混ぜて2等分にする。
❸玉ねぎの片面に片栗粉をふり、②をはさみ、軽く押さえる。
❹フライパンに油を熱し、③を両面色よく焼き、ふたをして3～4分ほど蒸し焼きにした後、Ⓑを加えてからめる。
❺④を器に盛り、かいわれ大根を散らす。

腸改善ポイント

玉ねぎ、長ねぎ両方に含まれるオリゴ糖は腸内の善玉菌のエサになり、腸内環境を整えます。また、きくらげやきのこ類は食物繊維が豊富で、特にきくらげはカルシウム、リンの吸収を促すビタミンDも含むので、積極的に食べてほしい食材です。梅干しに含まれるクエン酸は腸のぜん動運動を活発にするので、こちらも腸活におすすめです。

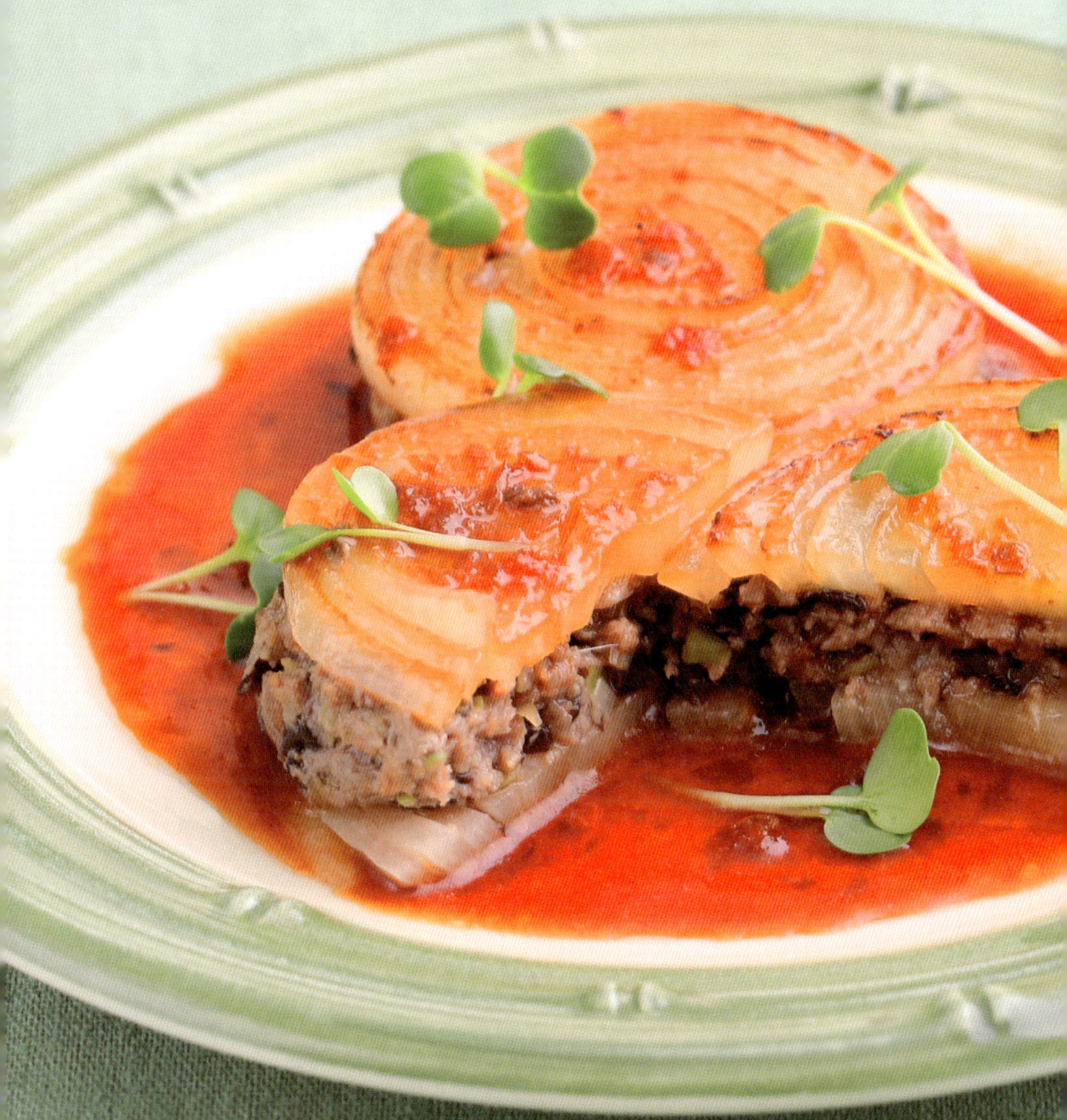

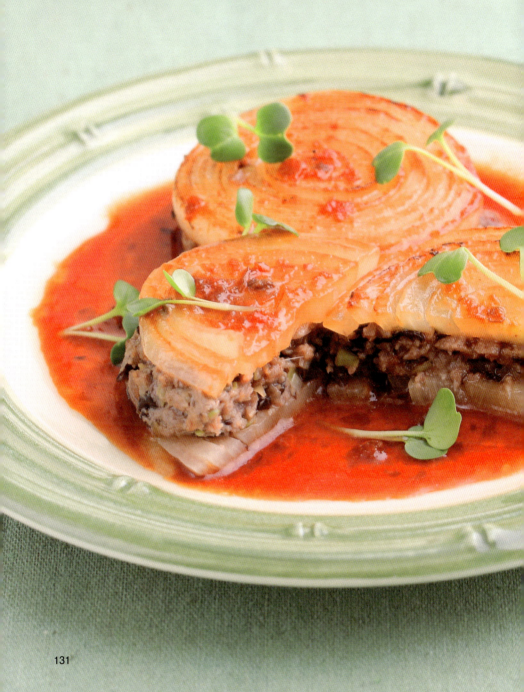

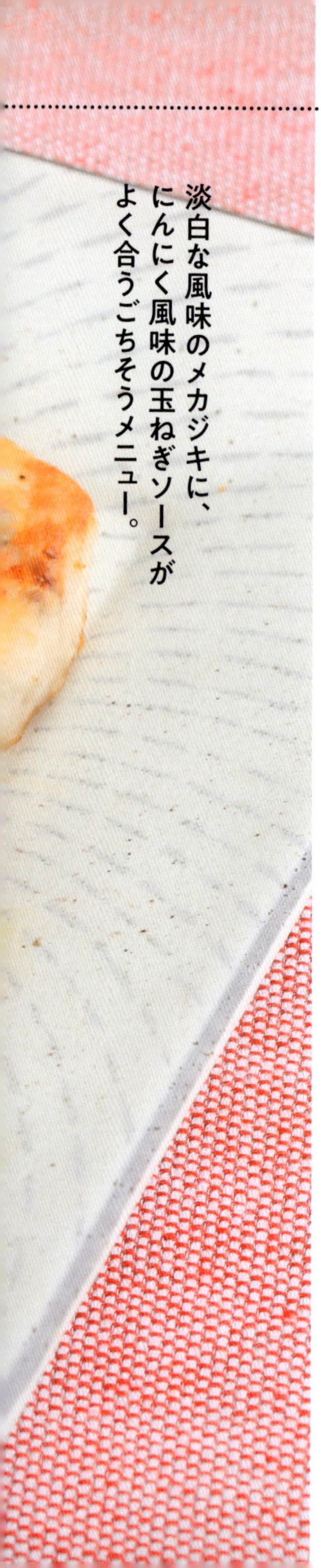

淡白な風味のメカジキに、にんにく風味の玉ねぎソースがよく合うごちそうメニュー。

メカジキのガーリックソテー

材料 2人分

メカジキ …… 2切れ
塩、こしょう …… 各適量
にんにく …… 2かけ
薄力粉 …… 適量
玉ねぎ …… 1/3個
油 …… 大さじ1＋小さじ2
Ⓐしょうゆ、酒 …… 各大さじ1と1/2
　砂糖 …… 大さじ1/2
　酢 …… 小さじ1
パプリカ（赤、黄、オレンジ） …… 適量

作り方

❶玉ねぎは細かいみじん切りにする。にんにく1かけは薄切りにし、もう1かけはすりおろす。パプリカは短冊切りにする。
❷メカジキは塩、こしょうをしてすりおろしたにんにくをこすりつけ、薄力粉をうすくまぶす。
❸フライパンに油大さじ1と薄切りにしたにんにくを入れて弱火で熱し、にんにくがきつね色になったら取り出し、油をきる。同じフライパンで②を色よく焼く。
❹メカジキが焼けたら取り出し、フライパンを軽く拭き、油小さじ2を熱して玉ねぎを入れ、透き通ってしんなりするまで中弱火で5～6分炒める。Ⓐを加えて煮詰め、器に盛ったメカジキの上にかけ、③のにんにくチップを散らす。炒めて塩、こしょうをしたパプリカを添える。

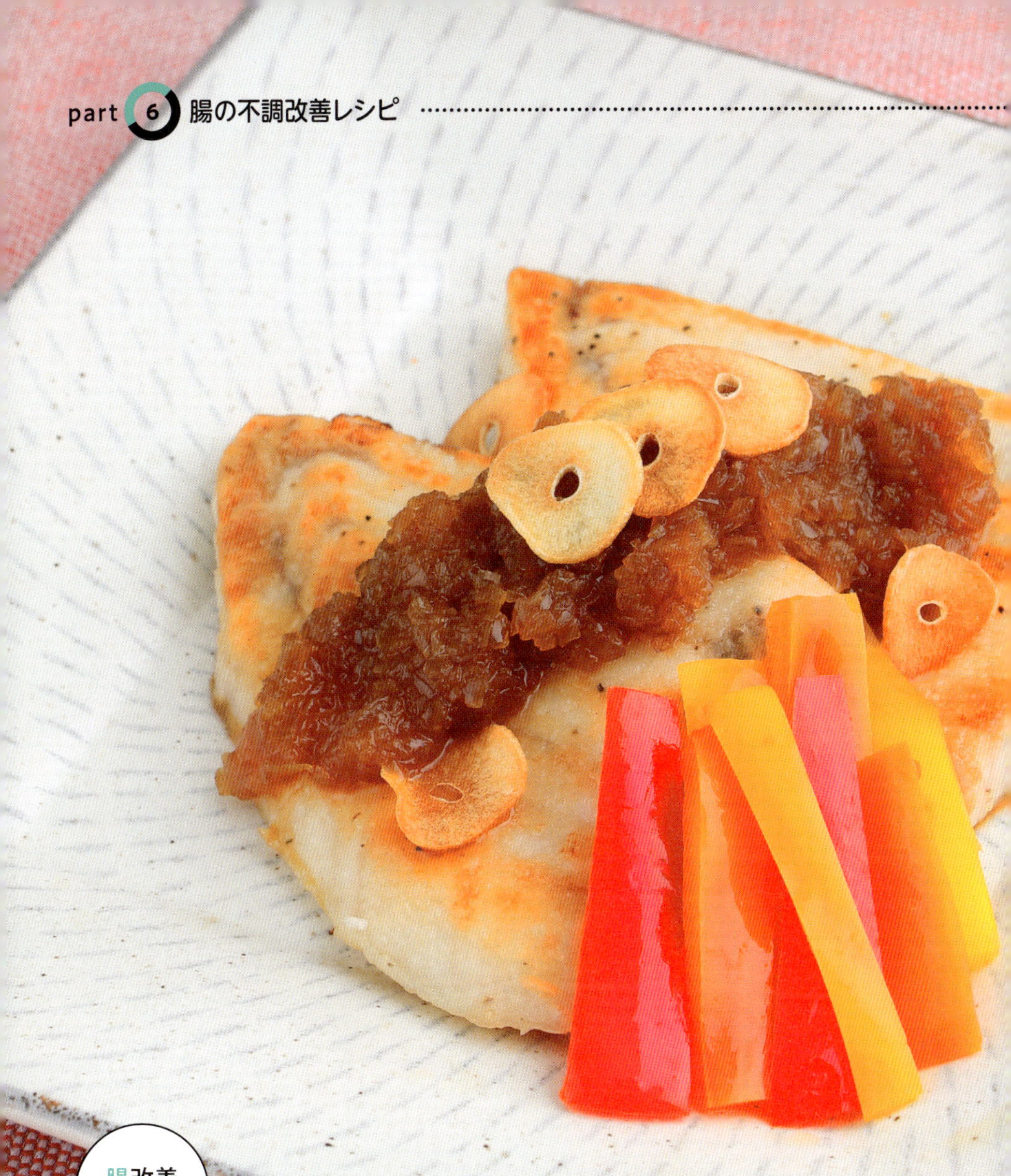

腸改善ポイント

玉ねぎ、パプリカに含まれるファイトケミカルは、植物が持つ抗酸化物質で、腸内環境を悪化させる活性酸素から体を守ってくれます。また、にんにくなどのスパイスは体を温め、胃腸を動かします。

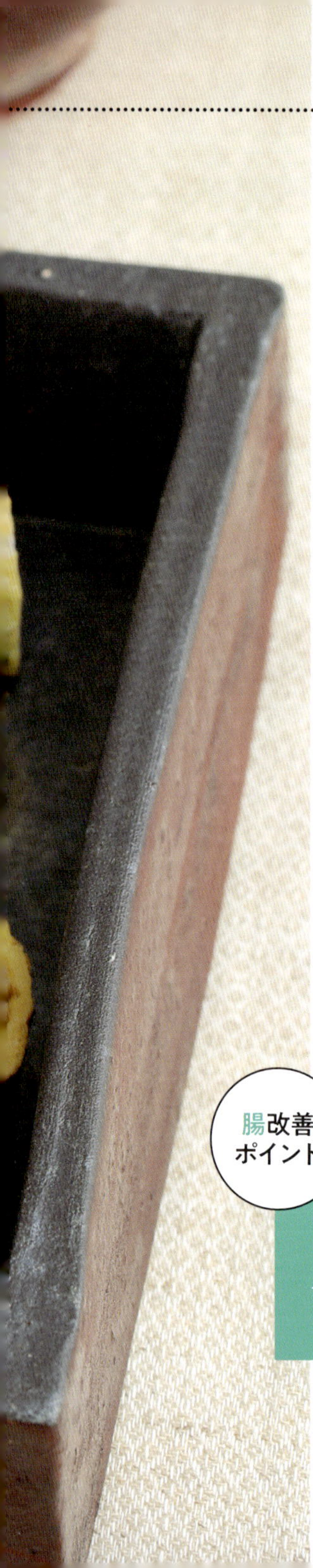

大麦麺で作る お寿司

材料 2人分

大麦麺 …… 100g
卵 …… 1個
Ⓐ砂糖、塩 …… 各少々
干ししいたけ(水でもどす) …… 2枚
Ⓑしょうゆ、みりん、酒 …… 各大さじ1
　砂糖 …… 小さじ1
　干ししいたけのもどし汁 …… 100ml
焼きのり …… 1枚
サラダかまぼこ …… 5本
きゅうり …… 1/4本
めんつゆ …… 適量

作り方

❶卵は溶いてⒶを合わせ、薄焼き卵を1枚作る。干ししいたけはⒷで煮て、味がしみたら冷まし、薄切りにする。きゅうりは縦に4～6等分に切る。
❷大麦麺は片方をたこ糸で結び、ゆでたら水洗いしてざるにあげる(ゆではじめに結び目近くのところを箸でさばく)。
❸巻きすの上に焼きのり、その上に薄焼き卵を置き、大麦麺をのせて広げた上に、干ししいたけ、サラダかまぼこ、きゅうりを中心にのせて巻く。
❹③を8等分に切って器に盛り、めんつゆを添える。

腸改善ポイント

大麦麺にはそうめんに比べて2倍以上、干ししいたけには生のしいたけの10倍の食物繊維が含まれます。また、しいたけに含まれるエリタデニンには、血中コレステロールを下げ、血圧抑制効果がありますが、水に溶けやすいので、干ししいたけのもどし汁も使いましょう。

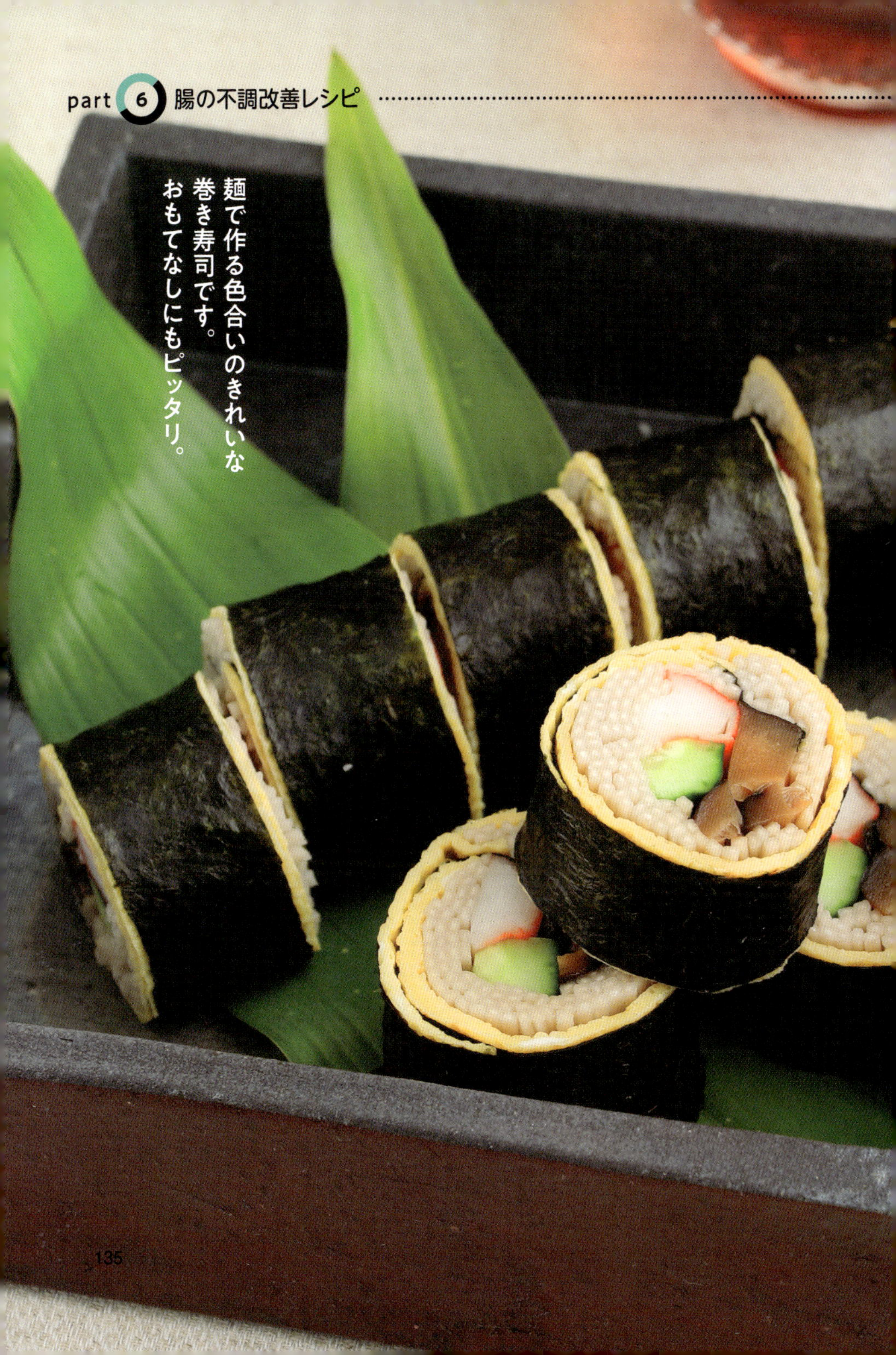

麺で作る色合いのきれいな
巻き寿司です。
おもてなしにもピッタリ。

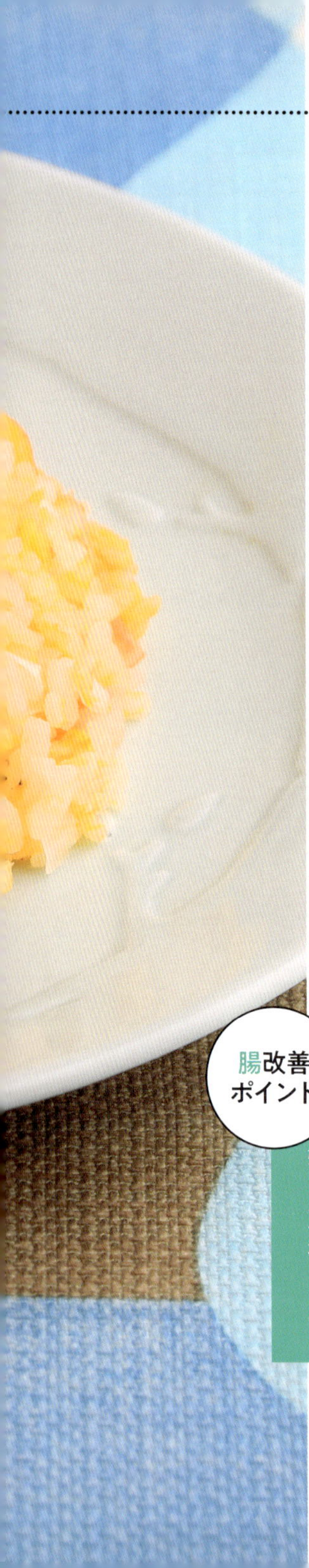

ぬか漬け入りチャーハン

材料 2人分

ぬか漬けの野菜 …… 80g
ハム …… 2枚
長ねぎ …… 1/2本
ごはん …… 230g
卵 …… 1個
油 …… 大さじ2
塩、こしょう …… 各適量
しょうゆ …… 少々

作り方

❶ぬか漬けの野菜はさいの目切りにする。ハムは1cmの角切り、長ねぎは粗みじんに切る。
❷卵は溶いて、ごはんと混ぜる。
❸フライパンに油を熱し、②を入れてごはんがパラパラになるまで炒め、①を加えてさっと炒めたら塩、こしょうで味を調え、最後にしょうゆを回し入れる。

腸改善ポイント

ぬか漬けは、植物性乳酸菌が豊富で腸内フローラを良好にします。さらにぬかに漬けることにより野菜のビタミンB_1が10倍になるので疲労回復にもおすすめ。しょうゆは大豆、小麦、塩などを発酵させて作った調味料で、発酵により複雑な味が作り出されています。発酵の要となる菌体の1つに乳酸菌があり、プロバイオティクスとして腸内細菌全体のバランスを整え、整腸効果を発揮します。

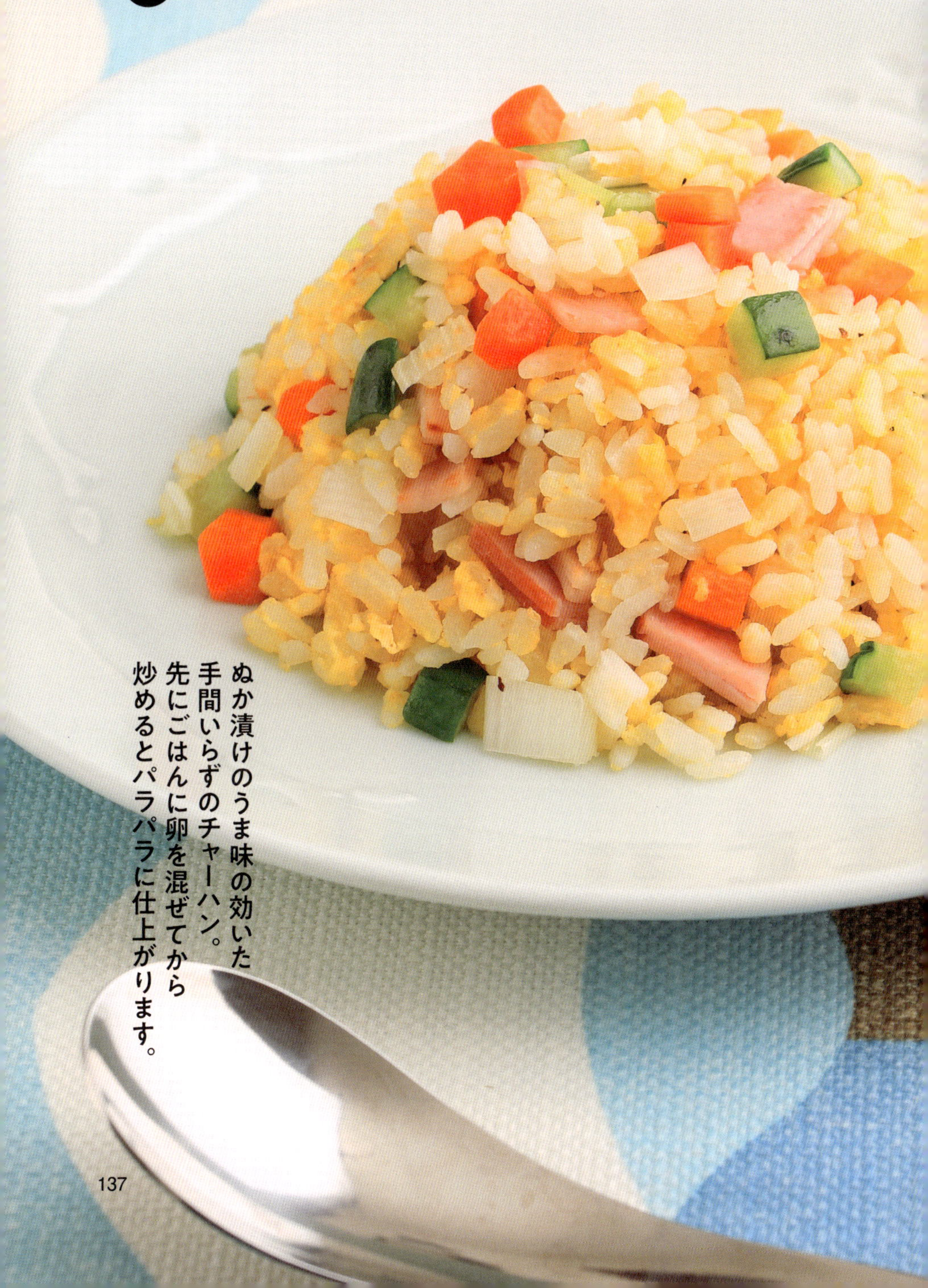

ぬか漬けのうま味の効いた
手間いらずのチャーハン。
先にごはんに卵を混ぜてから
炒めるとパラパラに仕上がります。

白菜は焼くと甘味が引き立ちます。
チーズをのせてボリュームアップ。

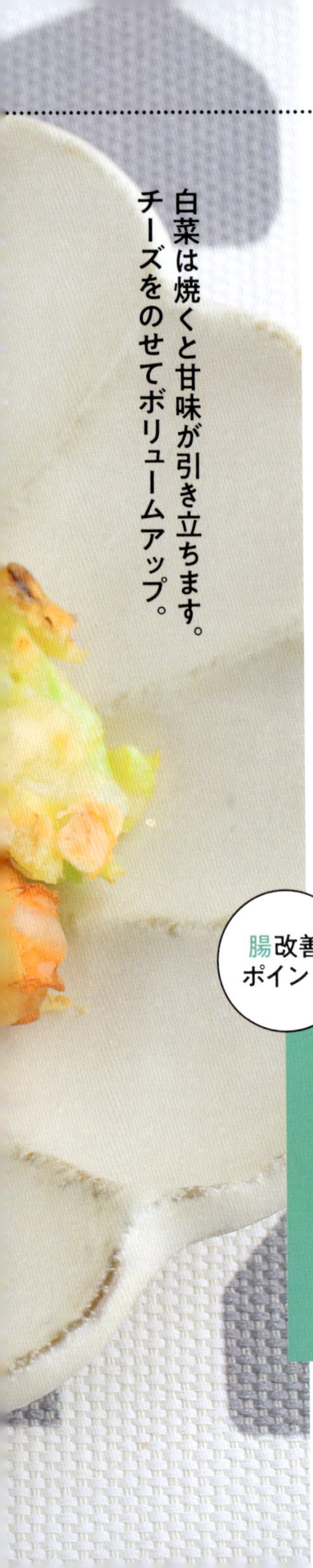

チーズと白菜のお好み焼き風

材料 2人分

白菜 …… 70g
長ねぎ …… 1/2本
ちくわ …… 2本
Ⓐ薄力粉 …… 50g
　片栗粉 …… 5g
　卵 …… 1個
　塩 …… 少々
　水 …… 大さじ2
油 …… 小さじ2
溶けるチーズ …… 60g
かつお節 …… 5g
紅しょうが …… 適量
焼きのり …… 少々

作り方

❶白菜は繊維に沿ってせん切りにする。長ねぎは小口切りにし、ちくわは縦半分に切り、小口切りにする。
❷ボウルにⒶを入れて混ぜ、①も加えて混ぜる。
❸フライパンに油を熱し、②を流し入れて3分焼き、上下返したら溶けるチーズをのせてふたをし、4分焼く。
❹③を器に盛り、かつお節と紅しょうが、ちぎった焼きのりをちらす。

腸改善ポイント

白菜は食物繊維やビタミンC、カリウムなどの成分が含まれますが、水分が多いので、加熱することによりカサが減って、大量に摂取できるようになります。焼きのりをかけることで、食物繊維、ミネラルもプラス。さらに、チーズとかつお節の2つの発酵食品でおいしさがアップします。チーズには腸を元気にする乳酸菌やタンパク質などが含まれる栄養食品ですが、食物繊維とビタミンCが含まれていません。食物繊維を含む野菜やフルーツと合わせて食べれば、腸活効果が高まります。日本固有の発酵食品であるかつお節は、タンパク質、ミネラルが含まれ、その中でもマグネシウムに整腸効果が期待できます。

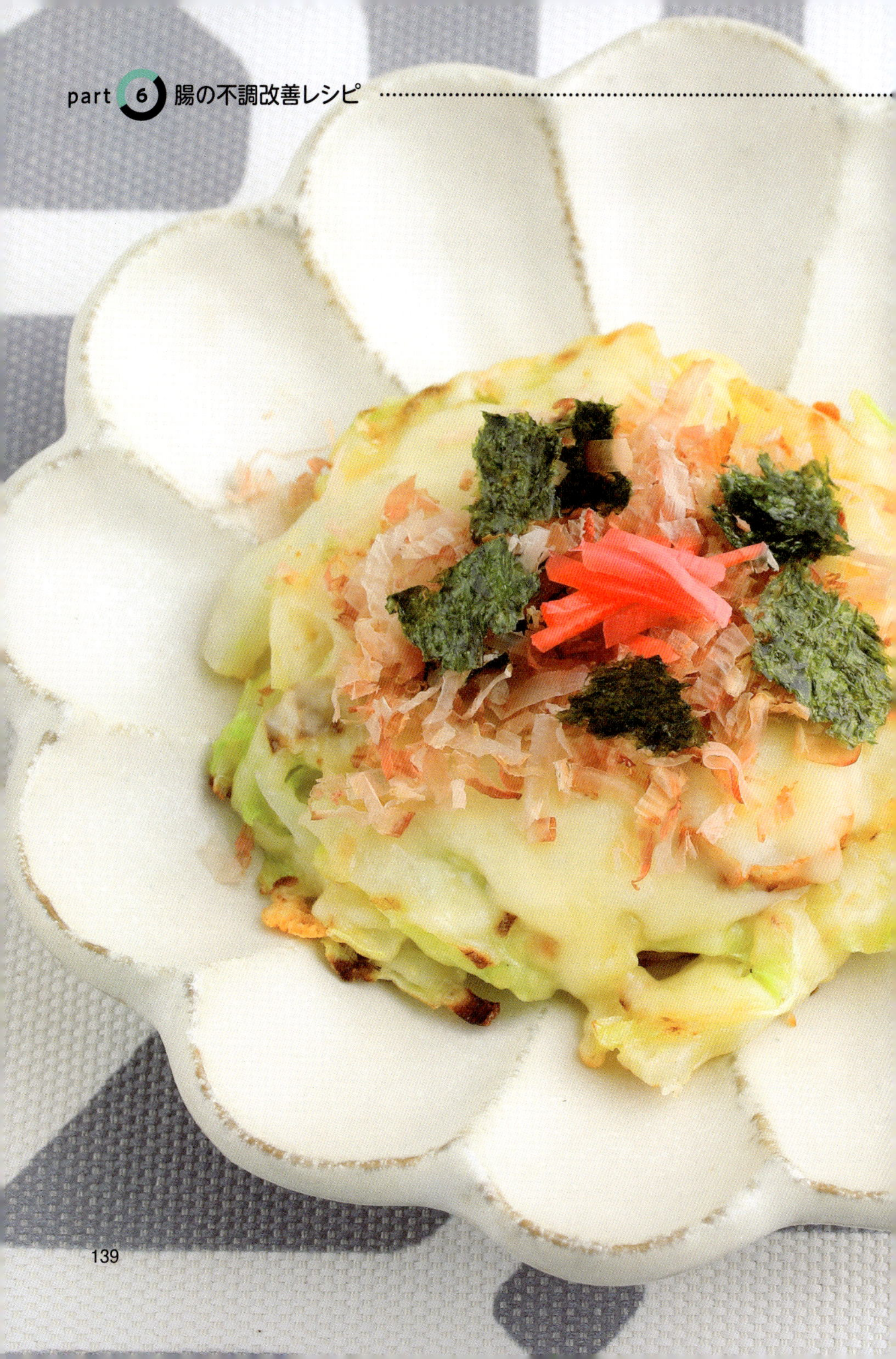

コーヒーのしみた部分としみていない部分、
2つの食感を楽しんで。シナモンとも相性抜群。

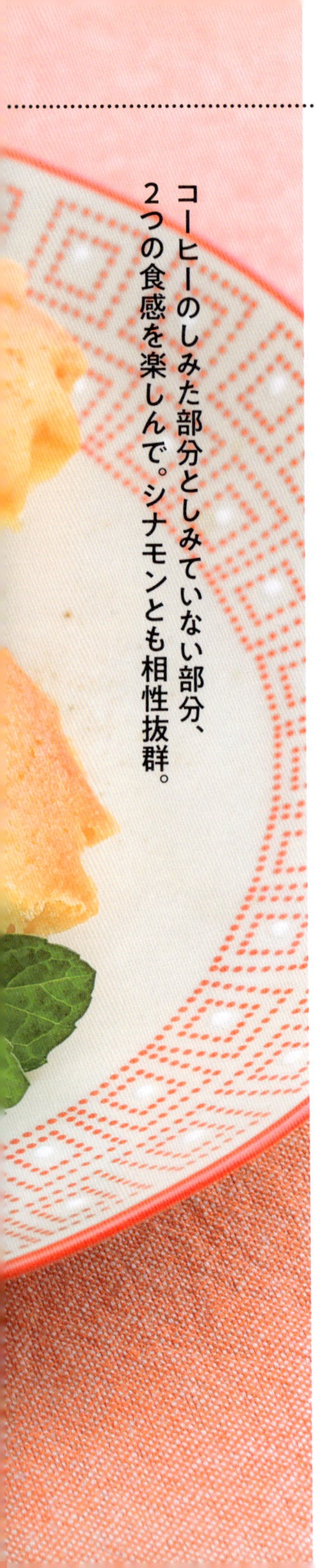

コーヒーの しっとりケーキ

材料 6 個分

Ⓐ濃いめのコーヒー …… 200ml
　グラニュー糖 …… 大さじ1
Ⓑ薄力粉 …… 70g
　きな粉 …… 大さじ2
　ベーキングパウダー …… 小さじ1
卵 …… 1個
豆乳 …… 大さじ1
グラニュー糖 …… 大さじ2と1/2
溶かしバター …… 大さじ2
シナモンパウダー …… 適量
ミント …… 適量

作り方

❶コーヒーは濃いめにいれてグラニュー糖を溶かしておく。Ⓑは合わせてふるう。
❷ボウルに卵を溶きほぐし、豆乳、グラニュー糖、溶かしバターの順に加えてホイッパーでよく混ぜる。Ⓑを加えてさっと混ぜる。
❸アルミカップに②を流し入れ、180℃に温めたオーブンで20分焼く。
❹アルミカップをはずし、そこにⒶを入れてケーキをのせ、コーヒーをしみこませる（大さじ1くらいを2回に分けてしみこませる）。
❺④を冷蔵庫で20分ほど冷やして器に盛り、シナモンパウダーをふってミントを添える。

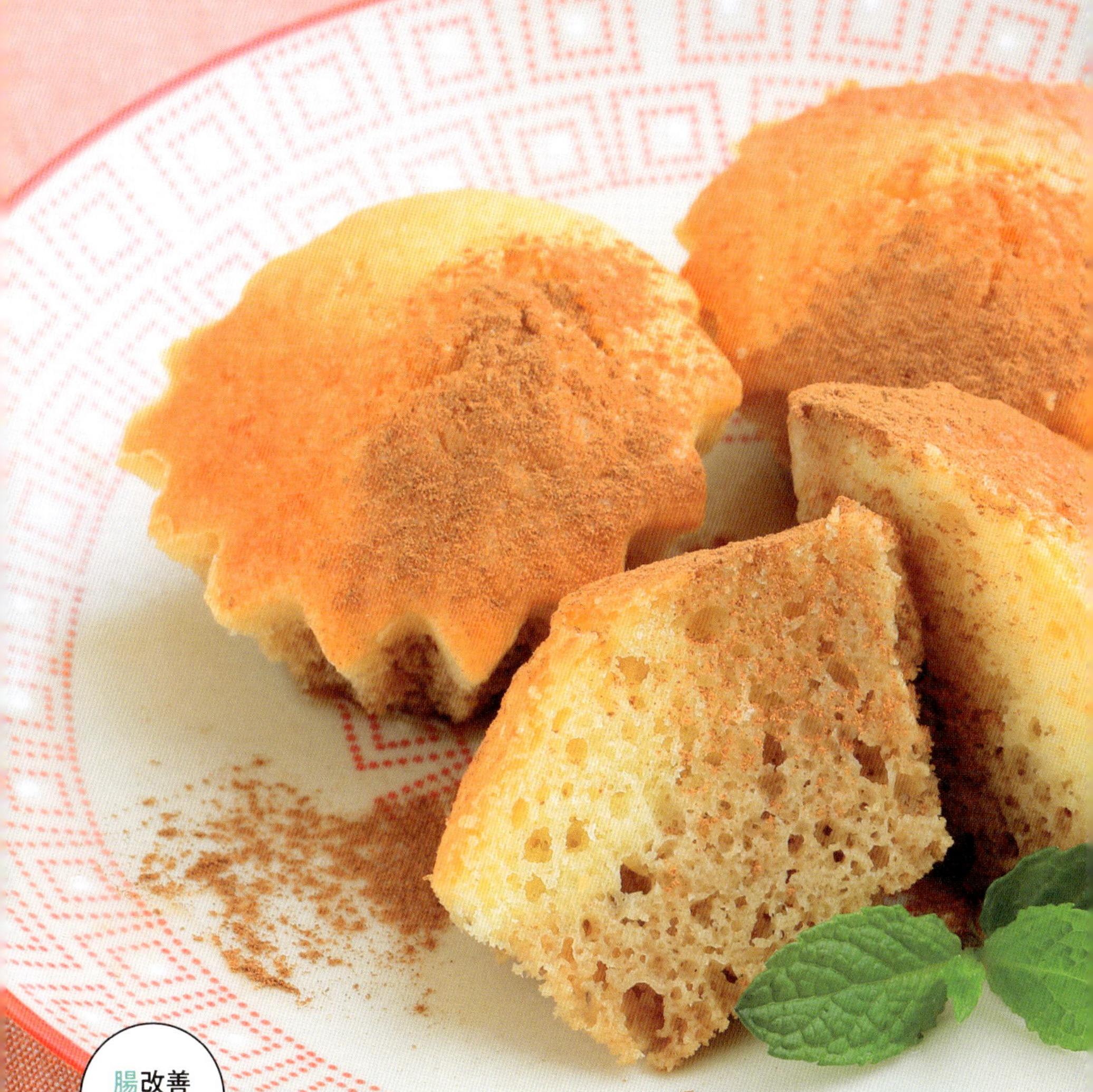

腸改善ポイント

コーヒーに含まれるオリゴ糖が、腸内のビフィズス菌などの善玉菌を増加させ、腸の働きがよくなり、便通が改善される効果が期待できます。ミントの香りでリラックスすると、副交感神経が優位になって胃腸の働きが活発になります。きな粉は大豆を煎って粉にしたもので、大豆オリゴ糖、食物繊維が豊富。お腹の調子を整えます。

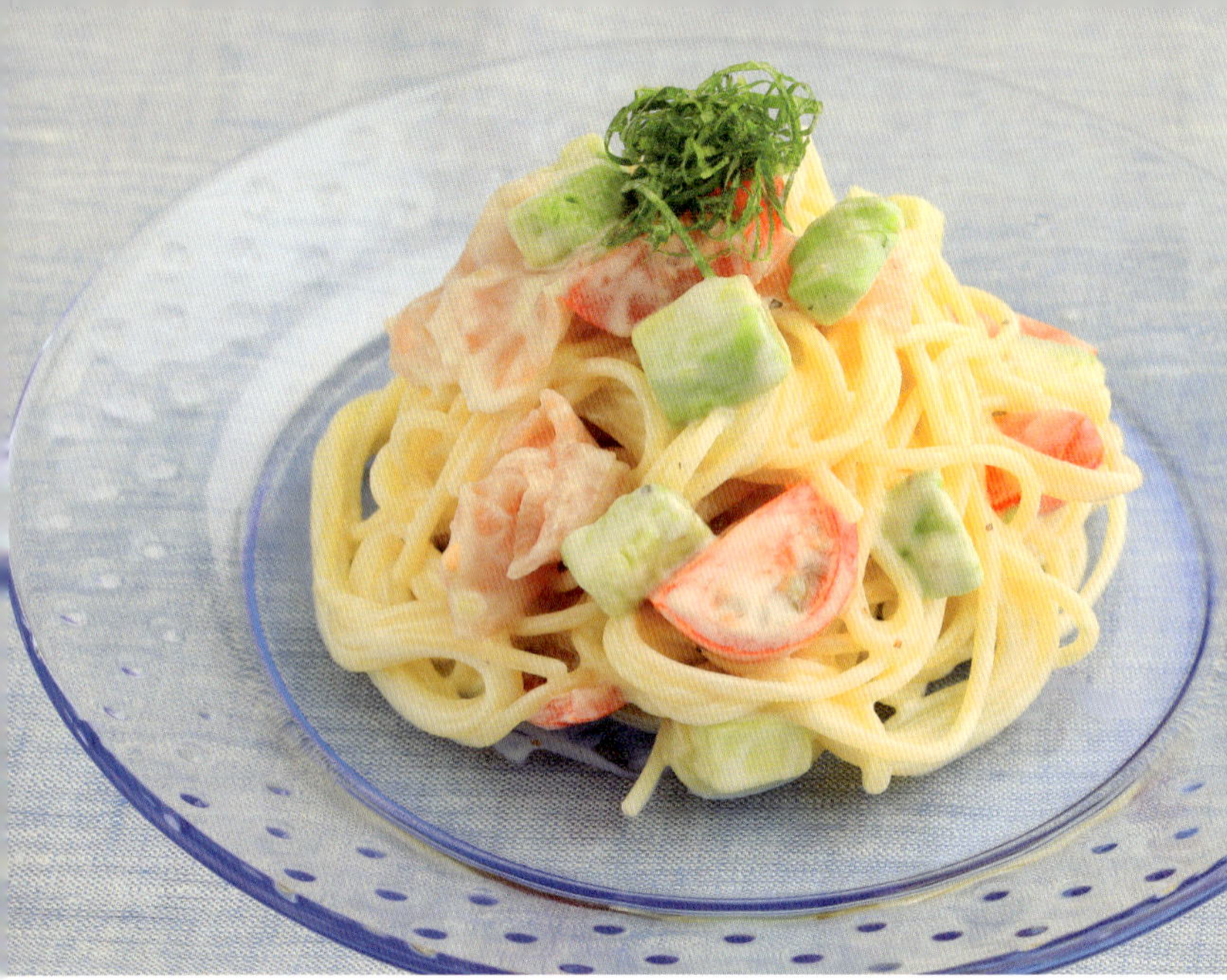

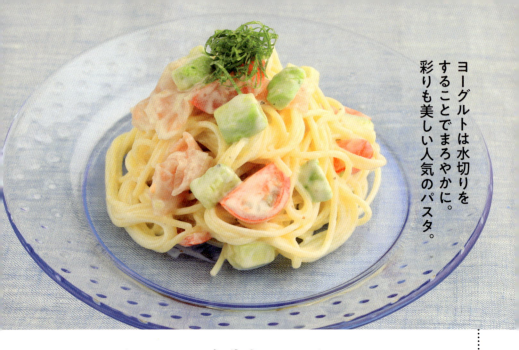

ヨーグルトは水切りをすることでまろやかに。彩りも美しい人気のパスタ。

ヨーグルトの冷製パスタ

材料 2人分

ヨーグルト …… 100g
アボカド …… 1/4個
生ハム …… 30g
ミニトマト …… 4個
パスタ（細め）…… 120g
オリーブオイル …… 小さじ1
塩、こしょう …… 各適量
大葉 …… 4枚

作り方

❶ヨーグルトはキッチンペーパーを敷いたざるに入れて1時間ほど水気をきっておく。
❷アボカドは角切りにし、生ハムは1cm幅に切る。ミニトマトは縦に4等分に切る。
❸パスタは少しやわらかめにゆでて冷水で洗い、水気をきったら①と②、オリーブオイルと混ぜ、塩、こしょうで味を調える。
❹③を器に盛り、せん切りにした大葉を飾る。

腸改善ポイント

ヨーグルトの乳酸菌がつくりだす乳酸や酢酸といった有機酸は、悪玉菌の増殖を抑え、腸内腐敗を防ぐなどして、腸内環境を整えます。乳酸菌のエサとなる食物繊維を一緒に摂るとさらに効果アップ。アボカドは食物繊維を含み、抗酸化作用のあるビタミンEも豊富なので、美肌効果も期待できます。

キムチとチーズのホットサンド

材料 2人分

キムチ …… 40g
スライスチーズ …… 2枚
キャベツ（せん切り） …… 30g
8枚切り食パン …… 4枚
バター …… 大さじ1と1/2
塩、こしょう …… 各適量
プルーン …… 4個

作り方

❶食パンの片面にバターを塗り、バターを塗った面に、キャベツをのせて塩、こしょうをふる。キムチ、スライスチーズ1枚ものせ、食パンではさむ。もう1組も同じように作る。
❷①をアルミホイルでしっかりと包み、フライパンに置いて重しをし、弱火で約2分焼く。焼き色がついたら反対の面も同様に焼く。
❸②をカットして器に盛り、プルーンを添える。

腸改善ポイント

キムチとチーズで植物性と動物性、両方の乳酸菌を摂取することができます。動物性乳酸菌は生きて腸まで届きにくいのですが、腸内細菌のエサとなり、腸内環境の改善に効果があります。植物性乳酸菌は胃酸や温度変化にも強いので、生きたまま大腸に届きやすいといわれています。どちらもバランスよく摂りましょう。プルーンに含まれるソルビトールは、便の水分量を増やし、便通をスムーズにする働きがあります。

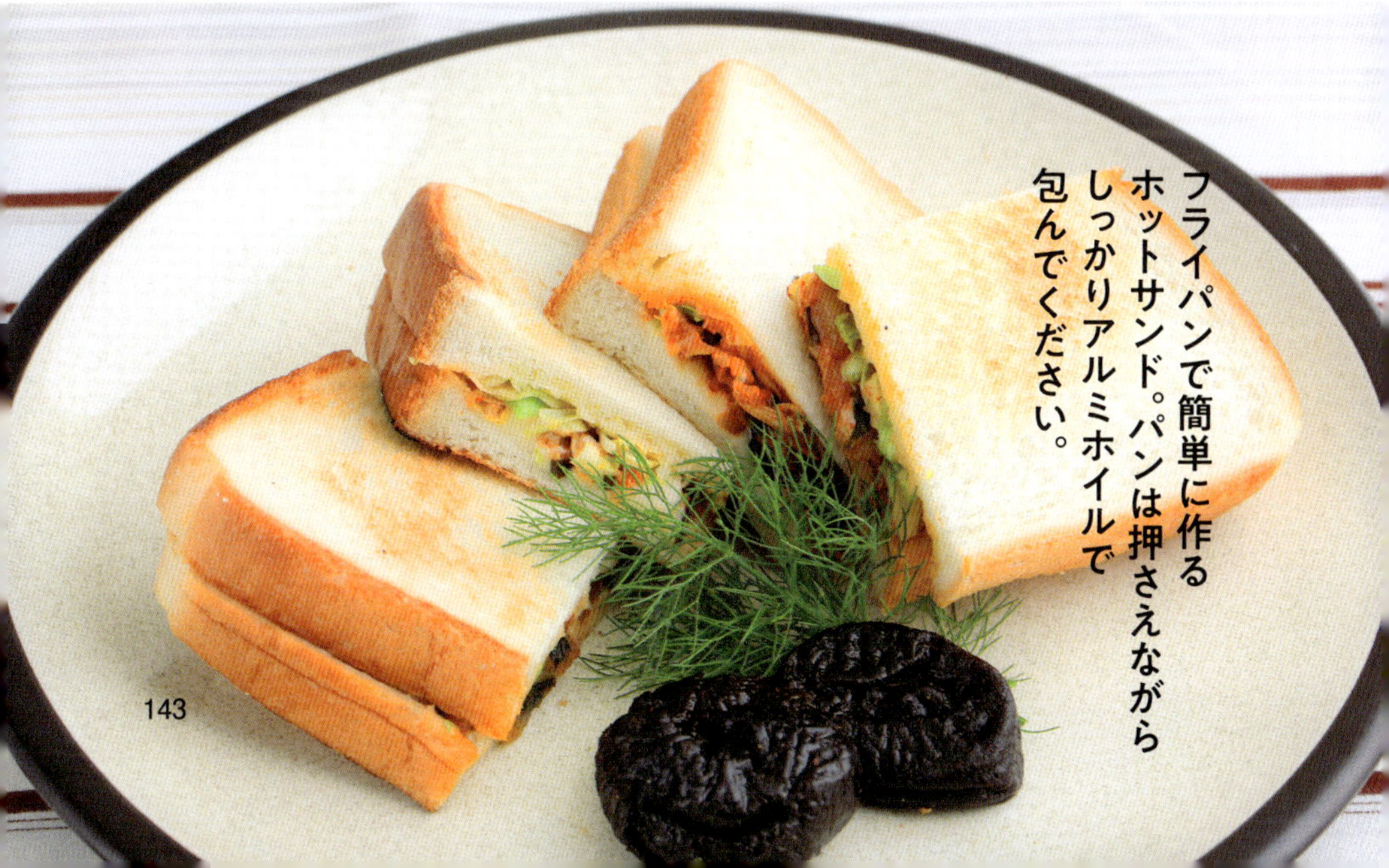
フライパンで簡単に作るホットサンド。パンは押さえながらしっかりアルミホイルで包んでください。

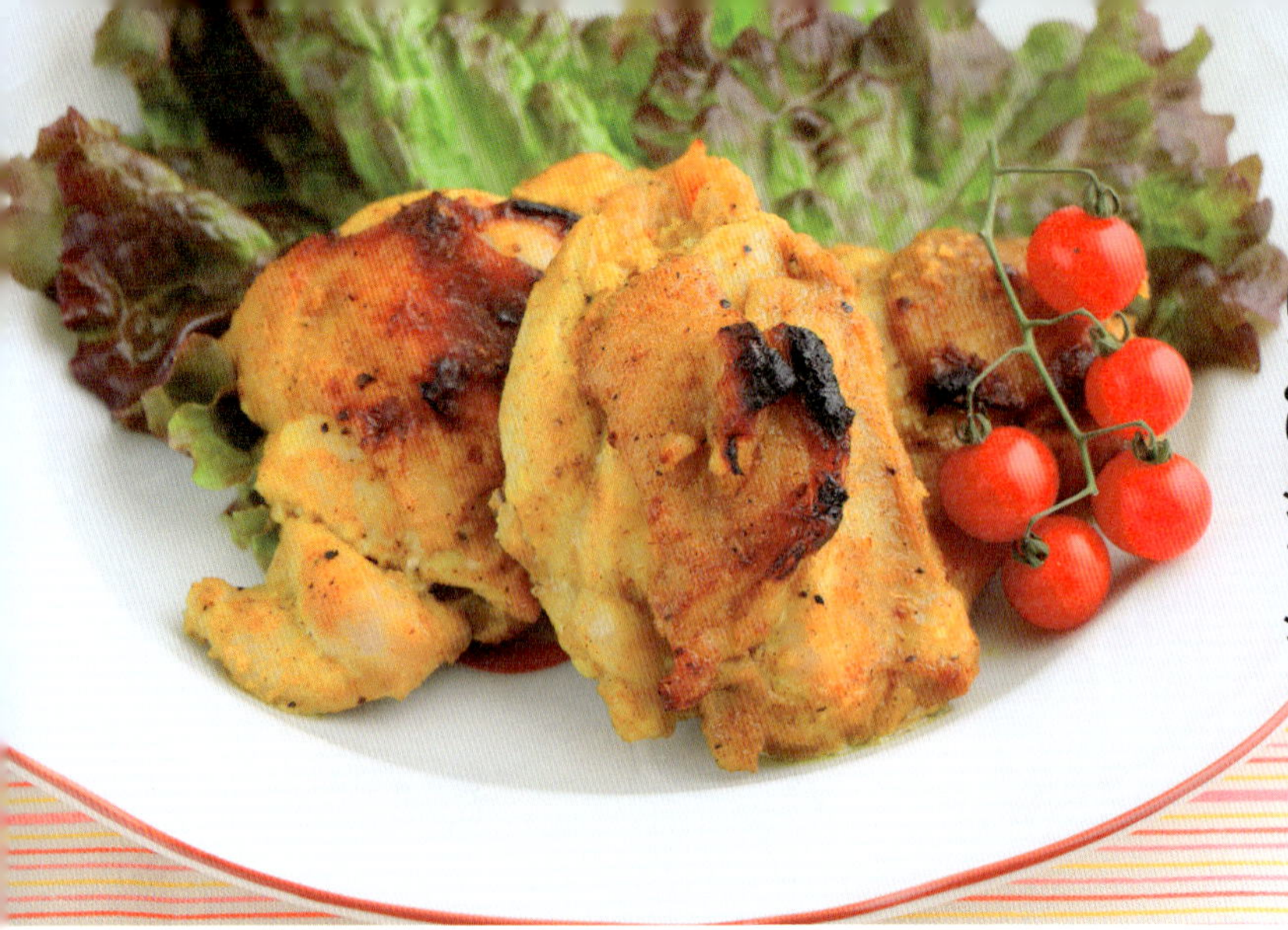

鶏肉をヨーグルトと
カレー粉が引き立てます。
魚焼きグリルで焼くと、
しっとり、ジューシー。

ヨーグルト風味のグリルチキン

材料 2人分

鶏もも肉 …… 1枚
塩、こしょう …… 各適量
Ⓐヨーグルト …… 大さじ3
カレー粉 …… 大さじ1/2
しょうゆ …… 小さじ1
おろしにんにく …… 小さじ1
添えの野菜 …… 適量
（サニーレタス、マイクロトマト）

作り方

❶鶏肉は一口大に切り、塩、こしょうをする。
❷Ⓐをよく混ぜ、鶏肉をもみこんだら3～4時間漬ける。
❸②を魚焼きグリルで10分ほど焼く。
❹③を器に盛り、野菜を添える。

腸改善ポイント

ヨーグルトに肉を漬けこむことで、お肉がしっとりとやわらかくなります。加熱で乳酸菌は死滅しますが、その菌体成分は残り、体内で不必要なものを吸着して排泄させる働きをするといわれています。カレー粉はターメリック、クミン、唐辛子など、さまざまなスパイスが混合されています。スパイスには、胃腸の働きを整え、体を温める効果があり、腸活効果が期待できます。また、食物繊維が摂取できるので野菜と一緒に食べることをおすすめします。

ごぼうの酒かす煮

材料 2人分

ごぼう ……60g
れんこん ……80g
しょうが ……1かけ
だし汁 ……500ml
Ⓐ酒かす …… 大さじ3
　白みそ …… 大さじ2
絹さや ……2本

作り方

❶ごぼうとれんこんは乱切りにし、水に放つ。しょうがはすりおろす。
❷鍋に①とだし汁を入れ、弱火で10分煮る。
❸小さめのざるにⒶを入れて、こしながら②の鍋に加え、さらに5分煮る。
❹③を器に盛り、ゆでて斜め細切りにした絹さやを添える。

腸改善ポイント

ごぼうには、水溶性・不溶性の食物繊維が含まれています。ごぼうなど野菜に多いフラクトオリゴ糖は、免疫力を高めるなどの効果も期待できます。れんこん、しょうがにも食物繊維が含まれますが、れんこんにはビタミンCも豊富。また、酒かすに含まれるレジスタントプロテインは、胃で消化されずに小腸に達し、脂肪を吸着して便として排出するという、食物繊維のような整腸作用があります。

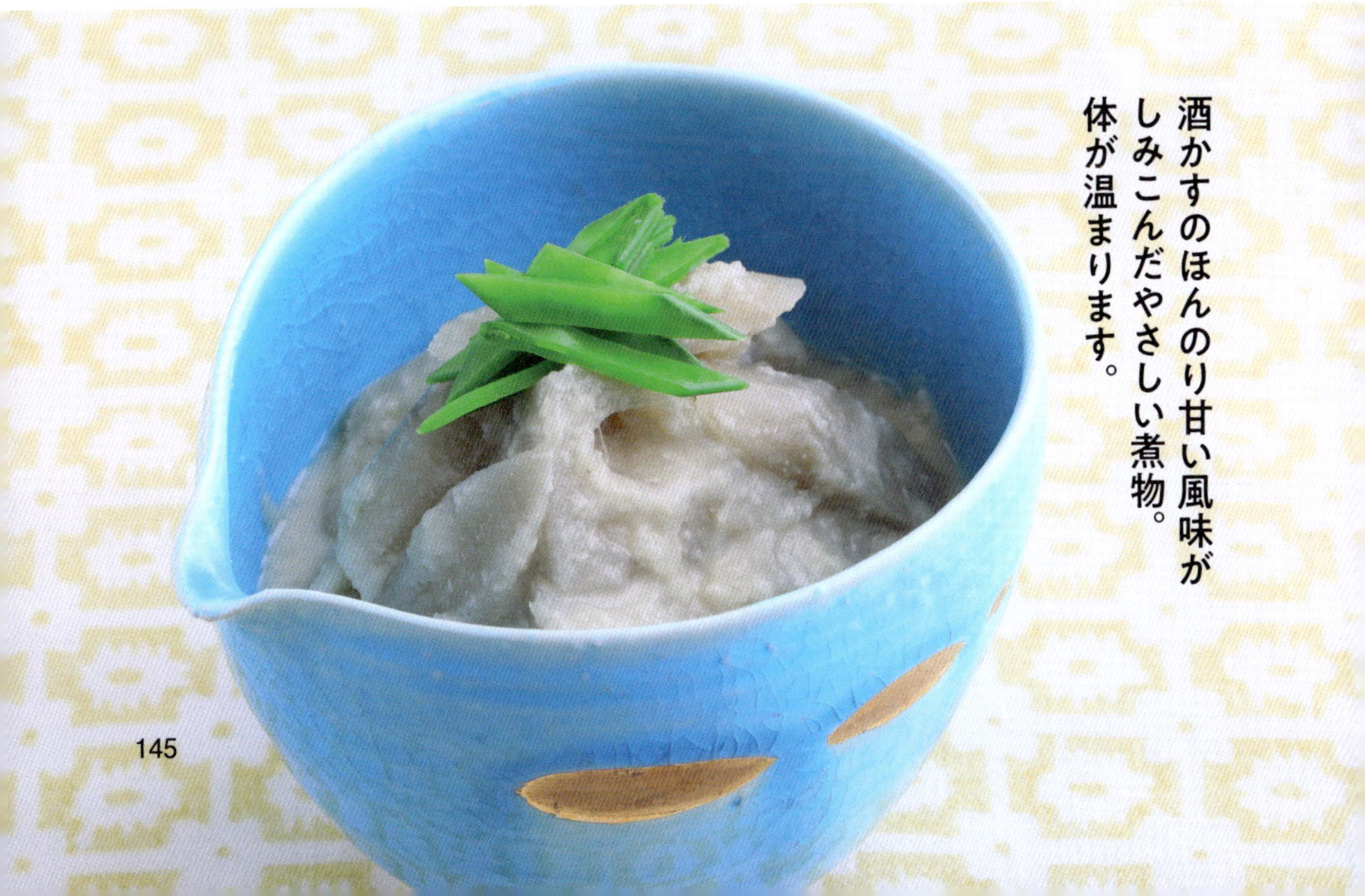

酒かすのほんのり甘い風味がしみこんだやさしい煮物。体が温まります。

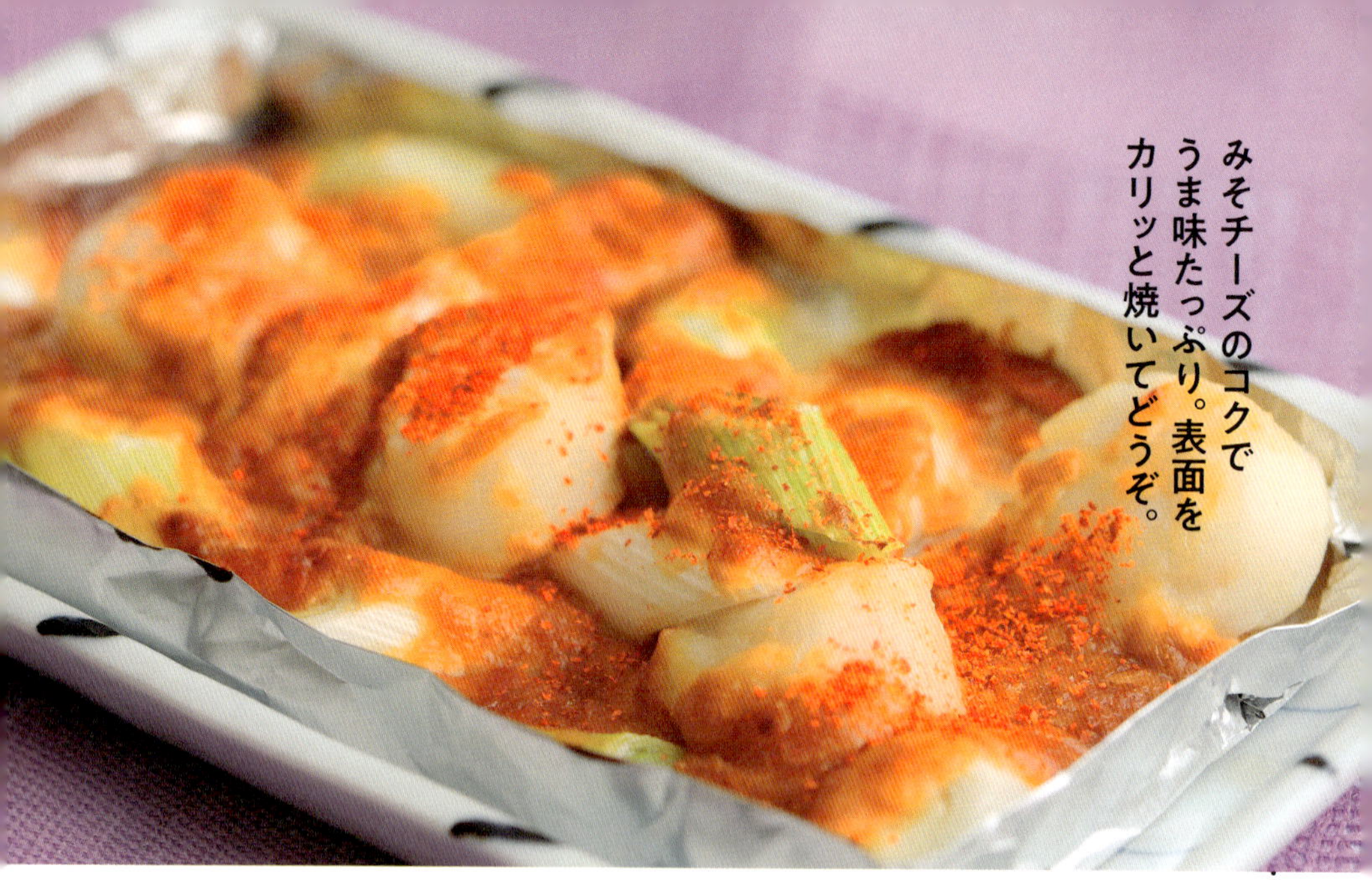
みそチーズのコクで
うま味たっぷり。表面を
カリッと焼いてどうぞ。

ねぎのみそチーズ焼き

材料 2人分

長ねぎ ……1本
ホタテ ……4個
Ⓐみそ …… 大さじ1と1/2
　マヨネーズ …… 大さじ1
　溶けるチーズ ……30g
七味唐辛子 …… 適量

作り方

❶長ねぎは白い部分を3cm幅の斜め切りにする。Ⓐは合わせておく。
❷アルミホイルの上に長ねぎとホタテを置き、Ⓐを全体にかけ、オーブントースターで10～12分焼く。
❸焼きあがったら器に盛り、七味唐辛子をかける。

腸改善ポイント

長ねぎには、食物繊維、オリゴ糖が含まれており、緑の葉の部分に含まれるフルクタンに免疫力を上げる効果があります。みそは大豆に米や麦などのこうじを加えて発酵させた調味料で、みその製造工程で産生されるメラノイジンは、乳酸菌の増殖促進作用などの機能があります。チーズの乳酸菌は腸で善玉菌のエサとなり、腸の働きを整えます。原料乳のタンパク質、カルシウムが手軽に摂取できるうえに、乳酸菌やカビの働きにより消化・吸収されやすい状態になっています。

なすとみょうがの納豆あえ

材料 2人分

なす……2本
みょうが……1本
納豆……1パック
Ⓐわさび……小さじ1
　しょうゆ……小さじ1/3

作り方

❶なすは1cm角に切り、塩少々（分量外）をふって10分おいたら洗って軽く絞る。みょうがは小さめの角切りにする。
❷納豆は粘りが出るまで混ぜ、Ⓐを加えて①とあえる。

腸改善ポイント

なすのきれいな紫色のアントシアニンには、強い抗酸化作用があり、体内の活性酸素を減らし、腸の力を元気にしてくれます。また、納豆の納豆菌は腸に生きたまま届いて善玉菌を増やし、悪玉菌を抑制する働きがあるので、腸内では善玉菌が優位になり、腸内環境の改善が期待されます。

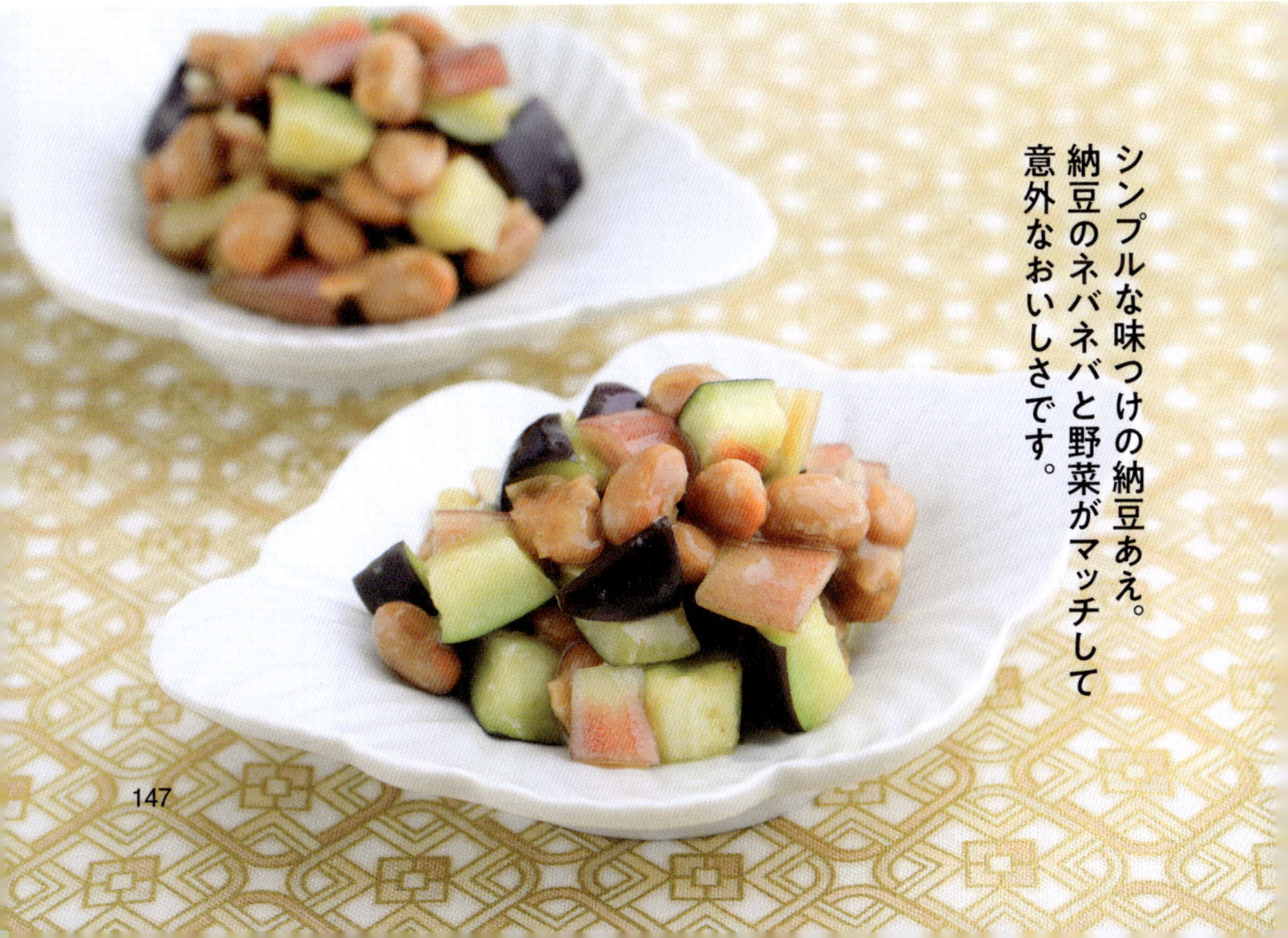

シンプルな味つけの納豆あえ。納豆のネバネバと野菜がマッチして意外なおいしさです。

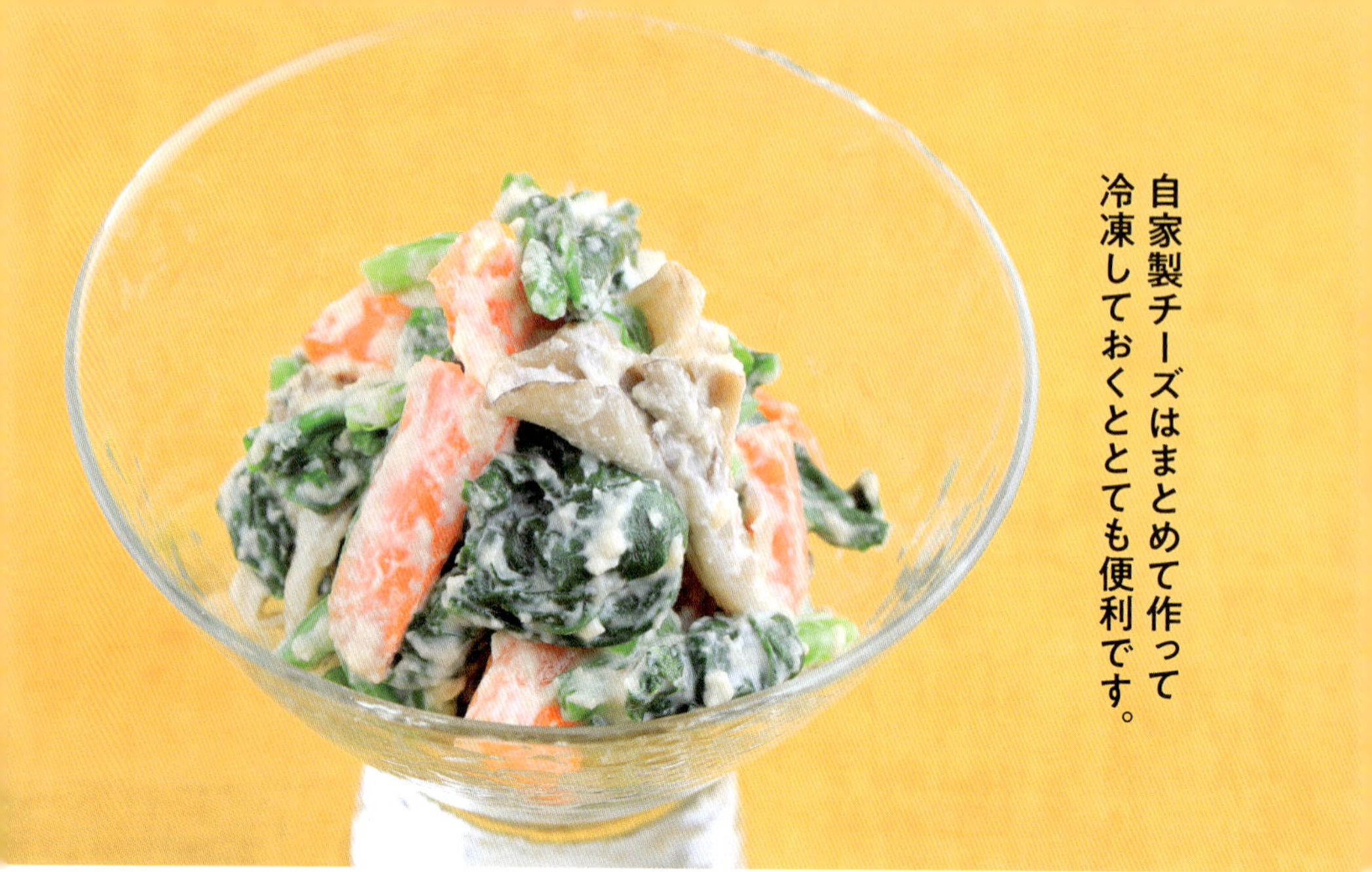

自家製チーズはまとめて作って冷凍しておくととても便利です。

自家製チーズの白あえ

材料 2人分

ほうれん草 …… 1/2束
まいたけ …… 1/2パック
にんじん …… 2cm
白ごま …… 大さじ1
牛乳 …… 250ml
酢 …… 小さじ2
Ⓐ砂糖、みりん …… 各小さじ2
しょうゆ …… 小さじ1
塩 …… 少々

作り方

❶牛乳を熱し、酢を加えて分離したらキッチンペーパーを敷いたざるにあげ、水気をきる。
❷ほうれん草は熱湯でさっとゆで、冷水にとって水気を絞り、長さ3cmに切る。まいたけは小房に分け、熱湯でさっとゆでる。にんじんは短冊切りにし、熱湯でさっとゆでる。
❸すり鉢で白ごまをすり、①とⒶを加えて混ぜる。
❹②を③の衣であえる。

腸改善ポイント

ほうれん草は、皮膚、粘膜を健康に保つβ-カロテンが豊富ですが、食物繊維も多く、胃腸を整え、お通じをよくします。まいたけに含まれる食物繊維のβ-グルカンは、免疫機能を高め、アレルギー、生活習慣病の予防にも有効です。

アスパラガスのくるみあえ

材料 2人分

アスパラガス …… 3本
エリンギ …… 1本
こんにゃく …… 1/4枚
Ⓐだし汁 …… 150ml
　薄口しょうゆ、みりん …… 各小さじ1
くるみ …… 30g
Ⓑ薄口しょうゆ …… 小さじ1
　砂糖 …… 小さじ2

作り方

❶アスパラガスは根元の硬い部分は薄くむき、1.5cm幅の斜め切りにする。エリンギはせん切りにする。こんにゃくは下ゆでしてアクを抜き、短冊切りにする。
❷鍋でⒶを沸騰させたら①を加え、30秒煮たらそのまま冷ます。
❸くるみは焦がさないように炒り、すり鉢ですってⒷを加え、よくすり混ぜてあえ衣を作り、汁気を軽くきった②を混ぜる。

腸改善ポイント

アスパラガスには、オリゴ糖、食物繊維の他に、アミノ酸の一種であるアスパラギン酸も含まれているので、腸内環境とともに疲労回復にも役立ちます。こんにゃくは、食物繊維のグルコマンナンが多くの水分を取りこんで凝固したものなので小腸で消化されず、固形のまま大腸に届き、大腸を刺激してお腹をすっきりさせます。

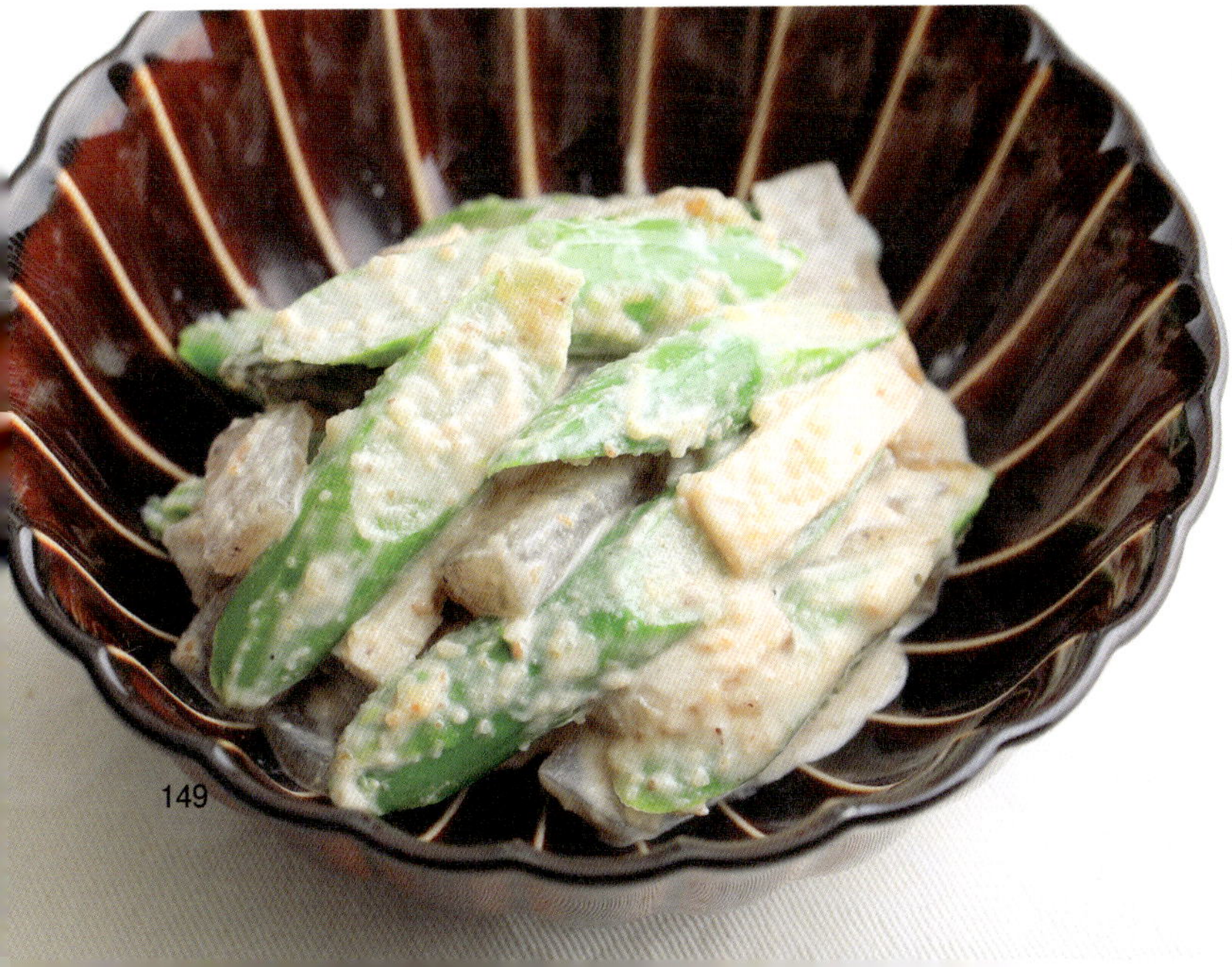

くるみが香ばしいあえ衣は定番の味。覚えておくと、具材を変えてアレンジできます。

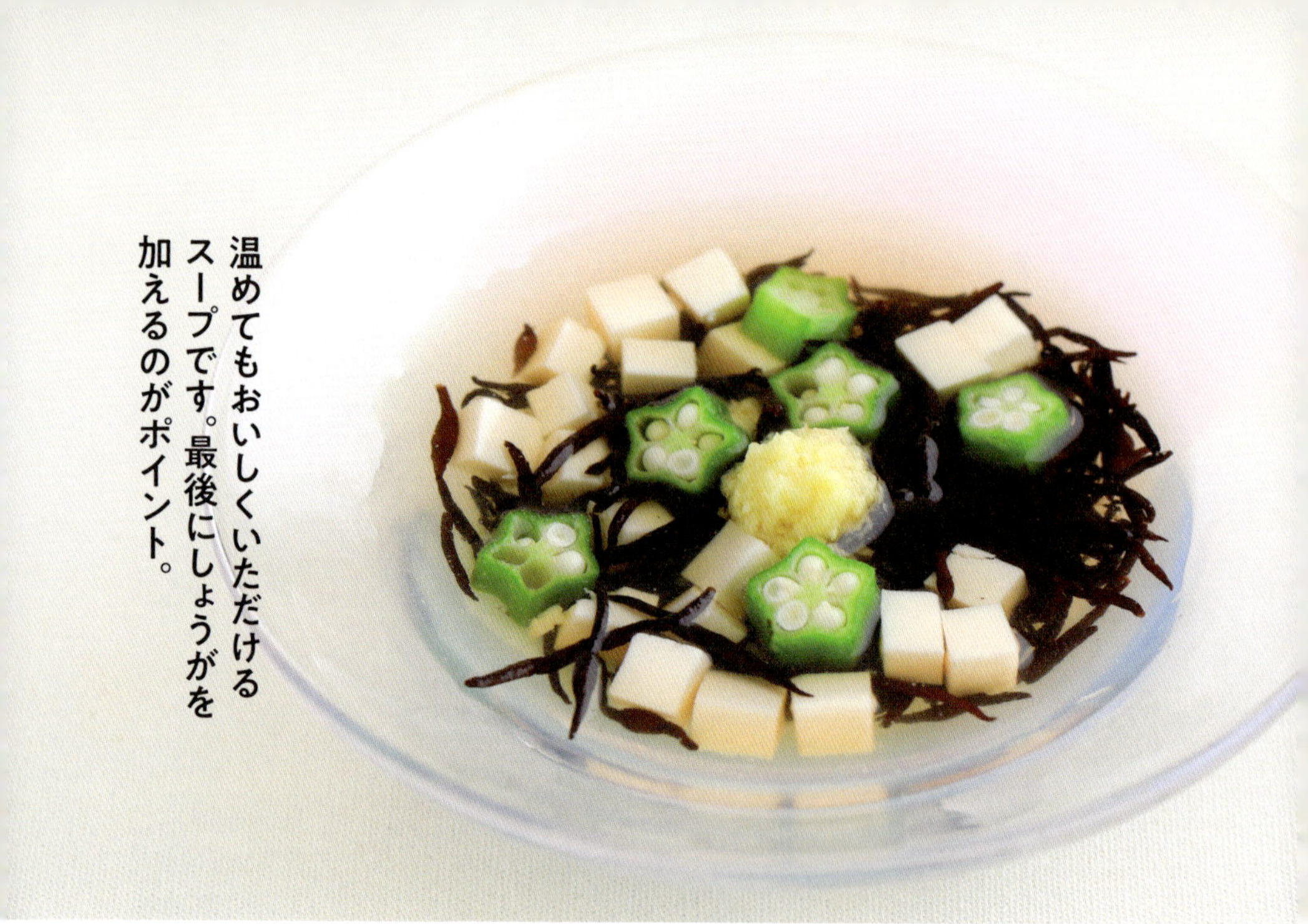

温めてもおいしくいただけるスープです。最後にしょうがを加えるのがポイント。

ひじきの冷製和スープ

材料 2人分

芽ひじき(水でもどす)……5g
オクラ……2本
Ⓐだし汁……400ml
薄口しょうゆ、みりん、酒……各小さじ2
絹ごし豆腐……1/6丁
おろししょうが……1かけ分

作り方

❶豆腐は細かい角切りにする。
❷オクラは、ヘタを落としてガクのまわりをむく。まわりを塩適量(分量外)でこすり、熱湯でさっとゆでて斜めに切る。
❸鍋にⒶを入れ、沸騰したら芽ひじきを入れて2分加熱し、②を加えてひと煮立ちさせたら火を止め、冷やす。
❹③を器に注ぎ、①、おろししょうがを加える。

腸改善ポイント

ひじきなどの海藻類に含まれる食物繊維の一種のアルギン酸は、コレステロール及び血圧低下作用とともに整腸作用があります。オクラのネバネバは、食物繊維のペクチンで腸の働きを整え、便秘を予防します。

甘酒バナナヨーグルトドリンク

材料 2人分

Ⓐプレーンヨーグルト …… 150ml
　バナナ …… 1本
　甘酒 …… 40g
　牛乳 …… 100ml
ミント …… 適量

作り方

❶Ⓐをミキサーに入れて混ぜ合わせる。
❷冷やした①をグラスに注ぎ、ミントを浮かべる。

腸改善ポイント

乳酸菌豊富なヨーグルト、食物繊維が多いバナナ、腸内の善玉菌を増やすこうじ菌から作られた甘酒などが入ったドリンクは、腸活最強メニューです。またバナナは、食物繊維の他にもビタミン、ミネラルも豊富なので美肌効果も期待でき、忙しいときにも飲みやすいドリンク類は大助かりです。

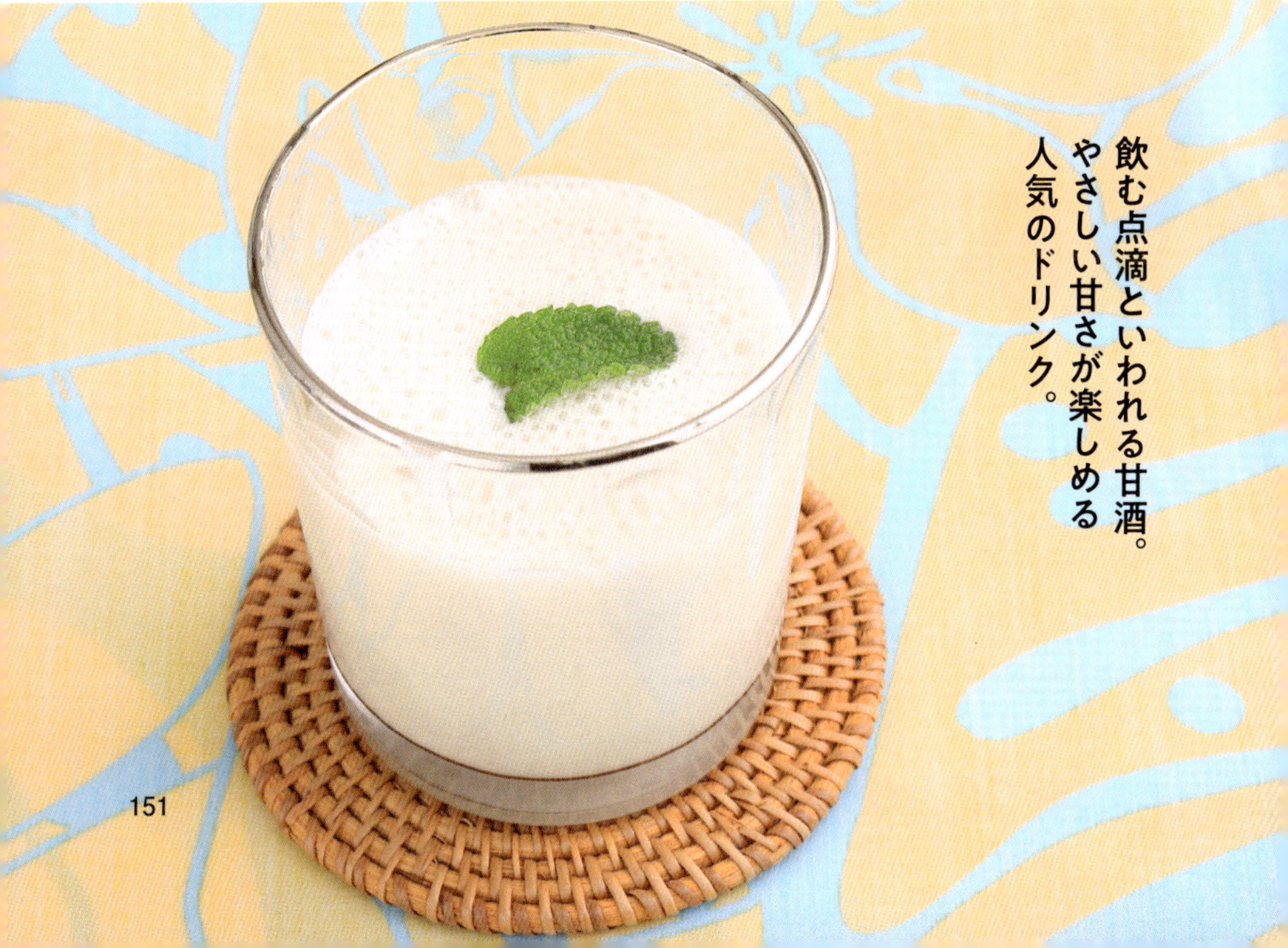

飲む点滴といわれる甘酒。やさしい甘さが楽しめる人気のドリンク。

●監修
医師・医学博士
高橋健太郎（たかはし けんたろう）
東京医科歯科大学医学部卒業。東京医科歯科大学大学院にて医学博士を取得。循環器内科医として東京医科歯科大学医学部附属病院などで勤務する傍ら、心血管疾患のメカニズムを解明するために基礎研究にも従事し、現在はアメリカ・ニューヨーク州立大学で博士研究員として生活習慣病が心血管疾患の発症に及ぼす影響や心血管疾患の新しい治療法の開発に取り組んでいる。国内・海外での学会発表や論文報告は多数。日本内科学会、日本循環器学会所属。

●主な参考文献
e-ヘルスネット（厚生労働省）
https://www.e-healthnet.mhlw.go.jp
公益財団法人　腸内細菌学会
https://bifidus-fund.jp/index.shtml
NHK健康チャンネル
https://www.nhk.or.jp/kenko/
M-Review
https://med.m-review.co.jp
『人体常在菌のはなし』青木皐（集英社新書）
『新しい腸の教科書』江田証（池田書店）

デザイン　遠藤亜由美
撮影　シロクマフォート
編集　ナカヤメグミ（スタンダードスタジオ）
構成・文　城所知子
進行　高橋栄造　寺田須美
企画　荒牧義人

〈 専門医が薦める健康法シリーズ 〉
腸を活性化させる食べ方と生活

2020年6月25日　初版第1刷発行

監　修　高橋健太郎
編集人　高橋栄造
発行者　廣瀬和二
発行所　辰巳出版株式会社
〒160-0022
東京都新宿区新宿2-15-14 辰巳ビル
TEL 03-5360-8960（編集部）
TEL 03-5360-8064（販売部）
FAX 03-5360-8951（販売部）
http://www.TG-NET.co.jp
印刷所　三共グラフィック株式会社
製本所　株式会社セイコーバインダリー

ISBN978-4-7778-2618-6 C0077